DIETER GRABBE

Das neue BALLOONING Konzept

Mit kurzen Workouts zur Wunschfigur

AUREA
FITNESS

Originalausgabe 2011

Redaktion: Iris Seyband, Annegret Augustin, Stephanie Mende
Fotos: Nicolas Olonetzky
Umschlaggestaltung: satz & repro Grieb, Silke Schneider
Satz und Layout: satz & repro Grieb, Silke Schneider
Druck und Bindearbeiten: CPI – Ebner & Spiegel, Ulm
Printed in Germany

ISBN: 978-3-86804-207-8

Wichtiger Hinweis:
Die im Buch veröffentlichten Ratschläge und Übungen wurden nach aktuellem Wissensstand und mit größter Sorgfalt von Autor und Verlag erstellt und geprüft. Es kann jedoch keine Garantie übernommen werden. Alle Angaben erfolgen ohne Gewähr. Autor und Verlag haften nicht für eventuelle Nachteile oder Schäden, die aus den in diesem Buch gezeigten Übungen und genannten Ratschlägen resultieren.

Besuchen Sie uns im Internet unter: www.audiomedia.de

INHALT

Vorwort

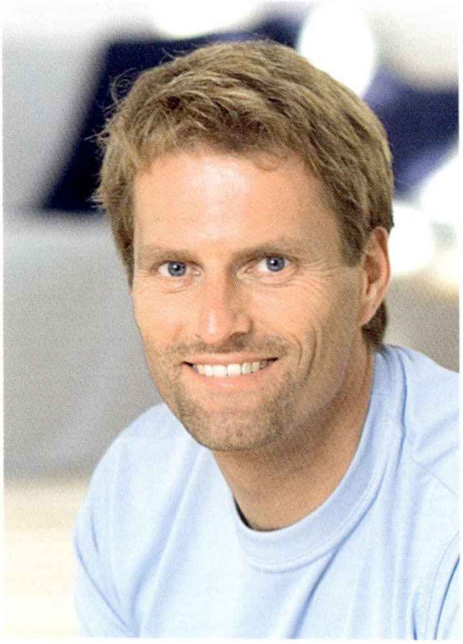

Woran denken Sie, wenn Sie das Wort »Luftballon« hören? An Kindergeburtstage oder die Eröffnung eines neuen Möbelhauses? Kein Wunder! Bevor ich entdeckt habe, dass so ein Luftballon auch ein effektives Fitnessgerät sein kann, dachte ich genauso. Doch ich verspreche Ihnen: Wenn Sie dieses Buch gelesen haben, werden Sie beim Anblick eines Luftballons nicht mehr nur an Kinderspielzeug denken, sondern auch noch an ganz andere Dinge – z. B. an Fitness, Gesundheit, Wohlfühlen, Entspannung oder Balance. Der DIDI-Balloon ist im Grunde nichts anderes als ein Luftballon, wenngleich er ein paar besondere Eigenschaften hat. *Ballooning* – so heißt das Training mit diesem Ballon und dem weiterentwickelten Grabbe-Ball – ist eine ganzheitliche Fitness- und Wellnessmethode. Durch *Ballooning* können Sie neue Energien tanken, Ihr Aussehen verbessern und Ihre Muskeln stärken. Darüber hinaus bietet Ihnen *Ballooning* noch einen ganz besonderen Trainingseffekt: Das muskuläre Zusammenspiel der Tiefenmuskulatur wird erheblich verbessert. Dies wiederum führt zu einem nachhaltig positiven Einfluss auf Ihre Körperhaltung: Sie wird »symmetriert« und auf Ihre »Null-Linie« eingestellt.

Was ist mit der »Null-Linie« gemeint?

Hierbei geht es im Grunde um unsere linke und rechte Körperseite. Jeder Mensch, je nachdem ob Rechtshänder oder Linkshänder, hat eine Lieblingsseite. Genau darin liegt jedoch die Ursache für vielerlei Beschwerden, wie z. B. Verspannungen, Blockaden, Bandscheibenvorfälle und Arthrose, denn im Alltag benutzen wir unseren Körper gerne einseitig, vorzugsweise eben auf der Lieblingsseite. So wird beim längeren Stehen nur das linke oder rechte Bein belastet oder Taschen werden grundsätzlich auf der linken oder rechten Schulter getragen. Diese alltäglichen einseitigen Belastungen – ich benutze hier bewusst das Wort »Belastungen«, denn wir sind uns (noch) nicht im Klaren, was wir unserem Körper damit antun – fängt dieser viele Jahre lang mehr oder weniger problemlos auf, bis irgendwann die ersten Beschwerden kommen. Oft fängt es mit kleinen Wehwehchen an – ein Ziehen hier, ein Knacksen dort – und führt über latente Verspannungen und stechende Schmerzattacken bis hin zu chronischen Gelenkbeschwerden, Bandscheibenvorfällen und anderem. Die Folge sind immer häufiger Operationen im Bereich der Bandscheiben, der Knie und an der Halswirbelsäule (HWS).

Sie haben es selbst in der Hand!

Sollten Sie sich jetzt angesprochen fühlen, da Ihnen das eine oder andere genannte Problem bekannt vorkommt, kann Ihnen durch regelmäßiges *Ballooning* geholfen werden. Es ist nie zu spät, um Alltagsmuster zu durchbrechen und insgesamt eine bessere Lebensqualität zu erreichen. Fangen Sie am besten gleich damit an und Sie werden schon nach kürzester Zeit merken, welch kräftigende und ausgleichende Wirkung *Ballooning* auf Ihren Körper und Geist hat. Kennen Sie das Hochzeitsritual, bei dem die Gäste gute Wünsche auf Postkarten schreiben und diese dann per Luftballon in den Himmel schicken? Dürfte ich Ihnen einen Wunsch mit auf den Weg geben, so wünschte ich mir, dass Sie jetzt neugierig geworden sind und Lust haben, *Ballooning* auszuprobieren. Nur indem Sie es selbst ausprobieren, können Sie erfahren, wie dieses sanfte Training Ihrer Gesundheit und Fitness gut tut – genauso wie die vielen Menschen, die *Ballooning* in meinen Seminaren, Kursen oder über das Internet bereits mit Begeisterung kennengelernt haben. Und ich bin sicher, dass Ihr Wunsch nach mehr Wohlbefinden in Erfüllung gehen wird. Also: Zögern Sie nicht, blasen Sie den DIDI-Balloon auf und legen Sie los – je früher, desto besser!

Dieter Grabbe, Prien am Chiemsee 2011

BALLOONING

Das ganzheitliche Fitness-Programm

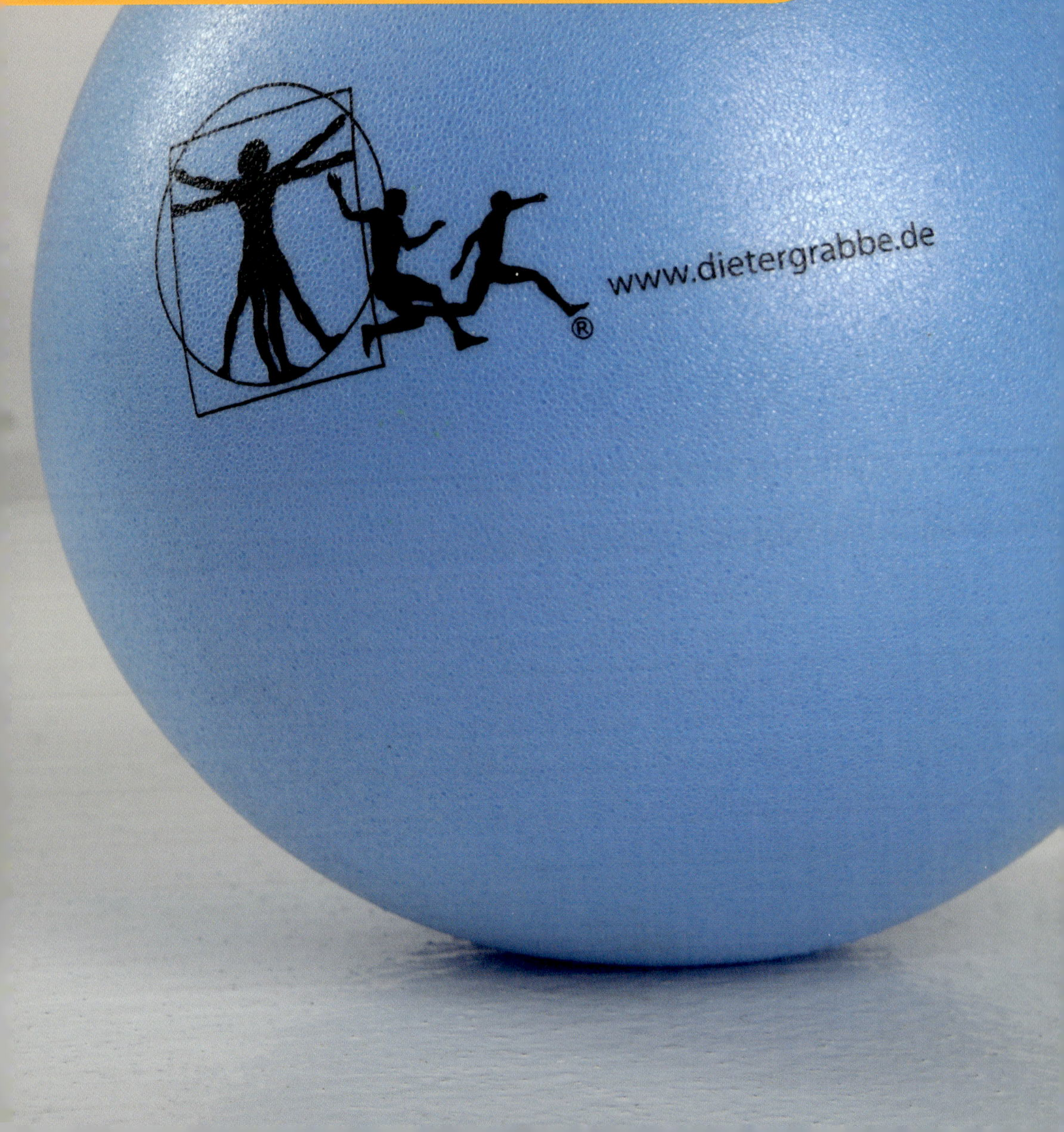

Ballooning ist eine neuartige, ganzheitliche Methode, die die Fitness verbessert und für mehr Wohlbefinden sorgt. Durch einfache, spielerische Übungen werden sowohl die Oberflächen- als auch die Tiefenmuskulatur trainiert, die Haltung verbessert und der Stoffwechsel aktiviert. Zusätzlich dienen spezielle Übungen der Entspannung und Stressreduktion. *Ballooning* wird mit einem speziellen Luftballon, dem DIDI-Balloon, oder dem original Grabbe-Ball durchgeführt, der es ermöglicht, jederzeit und überall etwas für die eigene Fitness und das Wohlbefinden zu tun. Das handliche Trainingsgerät passt in jede Reisetasche. Der Grabbe-Ball ist zudem speziell für dieses Konzept entwickelt worden. Das Besondere an ihm sind sein Material und Schwingungsverhalten. Er wird aus einem speziellen Kautschuk-Kunststoff-Gemisch nach den neuesten Auflagen ohne Weichmacher hergestellt und ist bis zu 150 kg belastbar. Dieser Ball wurde über mehrere Jahre entwickelt, um die optimalen Eigenschaften eines Luftballons (DIDI-Balloons) zu übernehmen. Es ist uns gelungen, die optimale Frequenz auf den Ball zu übertragen, um so ein noch intensiveres und entspannenderes Training durchführen zu können.

Die sanften Übungen werden im Stehen, Sitzen und Liegen ausgeführt. Es gibt Übungen, die dem Muskelaufbau und der Kräftigung dienen (Body-Forming), andere, die Koordination und Gleichgewichtssinn entwickeln (Body-Balancing), und schließlich entspannende Techniken (Body-Relaxation). Alle Übungen sind variabel einsetzbar und können zu kleinen Trainingsprogrammen zusammengestellt werden. Im Schnitt dauern die Programme nur 15 bis 20 Minuten. Neben den Grundlagen, die im nächsten Abschnitt besprochen werden, finden Sie in diesem Buch sämtliche *Ballooning*-Übungen sowie Programme für verschiedene Bedürfnisse – perfekt für jeden Tag.

Am Anfang war ein Luftballon

Alles fing damit an, dass ich einige Kinder beobachtete, die ausgelassen mit einem Luftballon spielten. Als Spezialist für Bewegungsmuster war ich fasziniert, wie spielerisch die Kinder mit dem Ballon umgingen und dabei neue Bewegungen erprobten. Zudem wurde ich immer gefragt, ob es denn kein Fitness-Konzept gebe, das nicht viel Zeit in Anspruch nehme, mit dem man aber trotzdem in kürzester Zeit spürbare Erfolge erzielen könne.

Da kam mir die Idee, dass das, was für Kinder gut ist, für Erwachsene, die ihren Körper oft nur noch schlecht wahrnehmen, erst recht wertvoll sein könnte. Zu Hause fing ich zu experimentieren an und entdeckte, dass ein Luftballon ein ausgezeichnetes Fitnessgerät ist. Ich entwickelte eine Methode, um das Training sehr effektiv zu gestalten – mit den sogenannten Resonanzbewegungen, von denen später noch die Rede sein wird. Schon bald war ich begeistert von der hohen Wirksamkeit des Trainings mit einem Luftballon und gleichzeitig wunderte ich mich, dass ich in den vielen Jahren als Profisportler, Personal-Trainer und Fitness-Experte nicht viel früher darauf gekommen war. Das Geheimnis liegt in der Einfachheit. Viele Methoden sind viel zu kompliziert, zu teuer oder zu zeitaufwendig. *Ballooning* ist schnell erlernbar, in kürzester Zeit hochwirksam und kann von jedem erfolgreich angewendet werden. Im Laufe der Zeit entwickelte ich verschiedenste Übungen. Ein Problem waren jedoch die herkömmlichen Luftballons: Sie ließen sich schlecht aufblasen und gingen schnell kaputt. Die Suche nach dem richtigen Material begann. Es dauerte eine Weile, bis die optimale Kombination aus Flexibilität und Strapazierfähigkeit gefunden war. So gab es schließlich einen hochwertigeren, belastbaren Luftballon – den DIDI-Balloon.

Trotzdem, ein Luftballon bleibt ein Luftballon, und nachdem das Interesse an *Ballooning* immer größer wurde und auch Fitnessstudios, Physiotherapiepraxen und Sportvereine dieses spezielle Training langfristig in ihr Programm aufnehmen wollten, war die Entwicklung eines optimalen Balls ein Gebot der Stunde. Es begann ein langer Weg der Entwicklung, der schließlich in eine erfolgreiche deutsch-schweizerische Zusammenarbeit mündete. Ich konnte einen Ball entwickeln, der die gleichen, für

Ballooning ist...

- eine sanfte Trainingsmethode für Körper und Seele
- eine Strategie gegen Stress und Verspannungen
- eine Kombination aus spielerischen Übungen, die die Haltung verbessern
- eine schonende Form des Kraft- und Muskeltrainings
- ein effektives Training für die Tiefenmuskulatur
- perfekt, um die Achsen auszugleichen und zu symmetrieren

das Training wichtigen Eigenschaften wie ein DIDI-Balloon besitzt, aber besonders widerstandsfähig und daher beliebig oft einsetzbar ist: den Grabbe-Ball. Nachdem ich die *Ballooning*-Übungen in vielen Kursen und Seminaren angeboten hatte, wurde wiederholt der Wunsch nach einer Übungssammlung an mich herangetragen. So entschloss ich mich, dieses Buch zu schreiben, und ich freue mich, dass Sie es heute in Händen halten und mit ihm den DIDI-Balloon, der Ihnen hoffentlich noch viel Freude bereiten wird.

Resonanz, Balance & Co: Die *Ballooning*-Prinzipien

Es gibt einige Grundlagen, durch die sich *Ballooning* von anderen Trainingsmethoden unterscheidet. Da sie auch im Hinblick auf die Praxis eine große Rolle spielen, möchte ich Ihnen kurz die wichtigsten Prinzipien erläutern:

Resonanz – das A und O des Trainings

Im Mittelpunkt der *Ballooning*-Übungen steht die Resonanzbewegung. Resonanz ist ein Begriff, der aus der Akustik stammt und »Mitschwingen« oder »Widerhall« bedeutet. Wenn Schallwellen einen Körper zum Mitschwingen anregen, entsteht Resonanz. Dies ist vor allem in der Musik wichtig, wo beispielsweise das Anschlagen einer Klaviertaste das ganze Klavier in Schwingung versetzt. Welch hohen Stellenwert »Schwingung« bezogen auf unser Leben, auf unsere Gesundheit und unser Wohlbefinden hat, möchte ich Ihnen im Folgenden gerne veranschaulichen.
Wussten Sie, dass jeder sichtbare feste Gegenstand, wie z. B. eine Säule, eine Mauer, ein Baum oder sogar ein sich nicht regendes Chamäleon, in Bewegung ist?

Alles, was wir sehen und wahrnehmen, befindet sich ständig in Bewegung, in einer ewig andauernden Schwingung (Frequenz). Würde man mit einem Elektronenmikroskop in einem Mauerstück immer weiter in die Tiefe schauen, wären irgendwann die Atome sichtbar, die sich in Schwingungsmustern darstellen. Das Gleiche gilt für Bäume, Blumen und unsere eigenen Zellen. Ganz recht! Jede unserer Zellen im Körper befindet sich in einem Schwingungsmuster. Ob Knochen, Organe (wie Leber, Niere, Herz, Gehirn) oder auch unsere Muskelzellen – jede dieser insgesamt über 100 Billionen Zellen ist in Bewegung. Jede Zelle ist wie eine Großstadt; bestehend aus ca. 500.000 Einzelbausteinen muss sie optimal mit Informationen versorgt werden wie die Bewohner einer Großstadt, in der Sie vielleicht gerade leben. Ist eine Informationsbahn gestört, kann die Zelle nicht richtig versorgt werden, also funktionieren. Fehlt einer Zelle, egal ob Herz-, Nieren-, Knochen- oder Muskelzelle, eine Information, kommt es irgendwann zu einer Störung, meist in Form von Beschwerden, bis hin zu einer manifesten Erkrankung. Die Frage, die sich hier stellt, ist: Kann man diese Situation wieder rückgängig machen bzw. ihr vorbeugen? Die Antwort lautet: Ja! Geben Sie der Zelle die Informationen, die sie benötigt, und sie kann sich in der Regel wieder regenerieren.

Die Ursache jedes noch so kleinen Wehwehchens oder Krankheitsbildes – egal ob Osteoporose, Morbus Crohn, Arthrose, Diabetes oder auch Krebserkrankungen u.v.a. – liegt in einer Informationsstörung. Es geht nun also darum, der Zelle die notwendige Information wieder zukommen zu lassen, was über passende und funktionierende Frequenzmuster in folgenden Bereichen geschieht:

- **Bewegung** (Muskelbewegungen unseres Bewegungsapparates)
- **Ernährung** (Lebensmittel stellen in Form von Nährstoffen essenzielle Informationen zur Verfügung)
- **Emotionen** (Gedanken und Gefühle)
- **Kommunikation** (sich untereinander verständigen – ein harmonisches soziales Umfeld)

Stünden Bewegung, Ernährung, unsere Gefühle und Gedanken sowie die Kommunikation mit uns und unserer Umwelt in Einklang miteinander, wären wir eine Art Superheld und könnten Bäume ausreißen. Zudem wären wir niemals geschwächt oder krank – stattdessen gesund und glücklich bis ins hohe Alter. Ist das nicht ein interessanter Ansatz? Eine schöne Vorstellung?

Dieses Buch widmet sich nun dem ersten Bereich, der Bewegung. Ich möchte Ihnen zeigen, wie Sie durch *Ballooning* Ihre Lebensqualität und Energie steigern können, und das nur mit einem Luftballon oder wahlweise dem Grabbe-Ball.

Ballooning ist absolut gelenkschonend und das einzige Trainingskonzept der Welt, das über unsere Tiefenmuskulatur ein muskuläres Zusammenspiel trainiert und koordiniert – mit dem Ziel, Dysbalancen auszugleichen und Verspannungen und Blockaden aufzulösen, um sich wohler zu fühlen, gesund zu bleiben und im Alltag belastbarer und leistungsfähiger zu sein.

Da, wie bereits erläutert, *Ballooning* viel mit Schwingung zu tun hat, wird zunächst mit den Handflächen, Beinen oder anderen Körperteilen etwas Druck auf den Ballon oder Grabbe-Ball ausgeübt, um eine gute Grundspannung zu erzeugen. Doch der eigentliche Trick besteht darin, am Ende jeder Übung federnde Druckbewegungen auf den Ballon auszuüben. Dabei drücken Sie in immer kürzeren Abständen und allmählich immer fester gegen den Ballon bzw. Ball (der Druck wird schneller und zugleich stärker). Die Schwingungen, in die der Ballon versetzt wird, übertragen sich auf den Bewegungsapparat und die Tiefenmuskulatur. Unser ganzer Körper wird so zum Resonanzkörper. Die immer stärker werdenden Vibrationen erzeugen dabei Impulse, die sich positiv auf Muskeln, Gelenke und Sehnen auswirken.

Das Geheimnis der richtigen Balance

»Balance« ist ebenfalls ein wichtiges Prinzip von *Ballooning*. Zum einen gibt es zahlreiche Übungen, die Ihr körperliches Gleichgewicht trainieren. Zum anderen entwickeln Sie durch *Ballooning* aber auch ein Gefühl für das richtige Gleichgewicht im übertragenen Sinn. Und das ist wichtig, denn unsere Gesundheit und unser Wohlbefinden hängen letztlich davon ab, ob wir uns im Gleichgewicht befinden und in der richtigen Spannung sind oder nicht.

Der Ballon bietet ein gutes Beispiel: Wird zu viel Luft hineingeblasen, platzt er – die Spannung ist zu groß. Zu wenig Luft führt hingegen dazu, dass der Ballon schlaff und unbrauchbar wird. Ebenso müssen unsere Muskeln, muss unser ganzer Körper die richtige Spannung haben. Menschen, die dauernd in Eile sind, stehen immer unter Hochspannung, gehen leicht »in die Luft« und gefährden ihr Herz. Wer hingegen ständig auf dem Sofa liegt und sich höchstens noch bewegt, um zum Kühlschrank zu gehen, verfällt in das andere Extrem – er gerät aus der Form; es fehlt die nötige Spannung, um das Leben aktiv zu genießen

Durch *Ballooning* lernen Sie intuitiv, wie Sie Ihr Gleichgewicht wiederfinden. Beim Üben wechseln sich Phasen der Aktivität mit Phasen der Entspannung ab. Diese gesunde Mischung können Sie auf Ihren Alltag übertragen – mit positiven Folgen für Ihr Lebensgefühl und Ihre Gesundheit.

Training mit Spaß und Leichtigkeit

Ballooning ist eine wunderbare Möglichkeit, Stress abzubauen und das eigene Wohlbefinden zu steigern. Das funktioniert allerdings nur, wenn Sie mit Spaß und Leichtigkeit an die Sache gehen. Im Alltag haben Sie normalerweise schon genug Stress; umso wichtiger ist es, dass Sie *Ballooning* zur »Entschleunigung« nutzen: Lassen Sie sich Zeit fürs Üben! Konzentrieren Sie sich lieber nur auf wenige Übungen und hören Sie auf, wenn es am schönsten ist, dann gehen Sie das nächste *Ballooning*-Training mit noch mehr Freude an. So steigern Sie Ihr Pensum nach und nach ganz entspannt, und *Ballooning* wird zu einem festen Bestandteil Ihres Alltags. Nehmen Sie sich stattdessen ein Riesenprogramm vor, wird Ihnen das vielleicht ein paar Mal gelingen. Wenn Sie sich dabei aber quälen, werden Sie dieses Training schon nach kürzester Zeit wieder vernachlässigen. Also lieber in kleinen Schritten beständig vorwärts gehen, statt nach drei Riesenschritten die Lust zu verlieren. Die Übungen selbst unterstützen Sie bei dieser Wohlfühlstrategie, denn sie wirken lockernd, vertiefen die Atmung und versetzen den Körper in angenehme Vibrationen – all das können Sie genießen. Die besten Erfolge erzielen Sie, wenn Sie beim *Ballooning* mit Ihrem Körper spielen, statt gegen ihn zu kämpfen.

Die drei Säulen des Trainings

Ballooning beruht auf drei Säulen, die sowohl für ein sehr vielseitiges Training als auch für die ganzheitliche Wirkung desselben sorgen. Die Übungen teilen sich in die folgenden drei Kategorien auf:

1. Body-Forming: Diese Übungen schenken Ihnen mehr Power, straffen die Figur und entwickeln eine gut trainierte, harmonische Muskulatur.
2. Body-Balancing: Hier geht es vor allem darum, Körperbewusstsein, Kraftkoordination und Gleichgewicht zu entwickeln.
3. Body-Relaxation: Diese Übungen bewirken eine tiefe Entspannung von Körper und Seele und helfen Ihnen, Stress abzubauen.

Sanftes Training für Körper und Seele

Die *Ballooning*-Übungen regen den Kreislauf auf sanfte Weise an und kräftigen die Muskeln, ohne die Gelenke zu belasten. *Ballooning* kann bei entsprechender Intensität durchaus anstrengend werden, doch letztlich entscheiden ja Sie, auf welchem Level Sie trainieren wollen. Gerade anfangs ist es sinnvoll, die Sache ruhig und entspannt anzugehen. Durch *Ballooning* verbessern Sie Ihre Bewegungsmuster und lernen neue Bewegungsabläufe kennen. Dabei lösen Sie auf spielerische Weise Blockaden – und zwar sowohl auf muskulärer als auch auf energetischer Ebene. Dies werden Sie daran merken, dass Sie nach und nach immer mehr Energie zur Verfügung haben.

Ballooning ist die ideale Trainingsform für Sie, wenn Sie

- fit fürs Leben werden möchten
- mehr Bewegung brauchen
- Ihre Figur straffen wollen
- Rückenprobleme und/oder Schulterschmerzen haben
- Muskelverspannungen lösen und den Körper lockern wollen
- übergewichtig sind und eine Diät aktiv unterstützen wollen
- entspannter und zugleich bewusster leben wollen
- mit wenig Zeit am Tag viel für sich und Ihre Gesundheit tun möchten

Die Wirkungen der *Ballooning*-Übungen sind so umfangreich, dass es den Rahmen dieses Buches sprengen würde, sie alle ausführlich zu besprechen. Am Ende dieses Kapitels finden Sie eine Zusammenfassung der wichtigsten Wirkungen. Doch im folgenden Abschnitt möchte ich einige Punkte herausgreifen, die für *Ballooning* besonders charakteristisch sind.

Mehr Muskeln, weniger Fett

Eine der wichtigsten Wirkungen von *Ballooning* ist, dass die Muskulatur gestärkt und die Figur gestrafft wird. Eine trainierte Muskulatur sieht natürlich gut aus, doch das ist nur der optische Effekt. Die Muskeln, die Sie durch die Übungen aufbauen, sind prima Fettkiller. Je mehr Muskeln Sie haben, desto höher ist Ihr Grundumsatz. Den zusätzlichen Energieverbrauch deckt Ihr Körper, indem er Ihre (überflüssigen) Fettreserven anzapft. Muskeln machen somit schlank. Doch sie wachsen nur, wenn sie Impulse bekommen. Durch den Druck, den Sie beim Training auf den Ballon ausüben, werden die Muskeln isometrisch trainiert. Die Resonanzbewegungen sorgen dann noch dafür, dass Ihre Muskeln sich besonders harmonisch entwickeln und Sie schnell eine gute Figur machen. Apropos gute Figur: *Ballooning* ist auch ein gutes Mittel gegen Cellulitis, da auch das Bindegewebe durch die Techniken durchblutet und gestärkt wird.

Entwicklung der Tiefenmuskulatur

Ein besonderer Vorteil von *Ballooning* besteht darin, dass nicht nur die äußerlich sichtbaren Muskeln, sondern vor allem auch die tiefer liegenden, kleinen und meist schwächeren Muskelgruppen trainiert werden. Diese gelenknahen Muskeln unterstützen die Haltung und bauen eine stabile Körpermitte (Bauch, Becken und unterer Rücken) auf. Die Krankengymnastik weiß schon lange um die enorme Bedeutung der Tiefenmuskulatur – fast alle Probleme mit Rücken, Schultern und Nacken werden durch eine geschwächte Tiefenmuskulatur verursacht. Leider ist das Training dieser Muskelpartien im Fitnessbereich die Ausnahme. Beim *Ballooning* schlagen Sie jedoch zwei Fliegen mit einer Klappe: Einerseits entwickeln Sie leistungsfähige, schlanke Muskeln (keine Angst, durch *Ballooning* werden Sie straff und fit, aber nicht wie ein Bodybuilder aussehen), andererseits trainieren Sie auch die Tiefenmuskulatur, was sich positiv auf Ihre Haltung und den gesamten Bewegungsapparat auswirkt und Beschwerden beseitigt.

Der Stoffwechsel – Energiemotor des Körpers

Ballooning-Übungen regen die Durchblutung, die Sauerstoffversorgung und vor allem auch den Stoffwechsel an. Als Stoffwechsel wird der Prozess bezeichnet, bei dem unser Körper Nährstoffe in Energie umwandelt. Sämtliche biochemischen Vorgänge, die dem Aufbau, Umbau und Erhalt der Zellen sowie der Aufrechterhaltung der Organfunktionen dienen, hängen mit dem Stoffwechsel zusammen. Ein aktiver Stoffwechsel sorgt dafür, dass Ihr Energiemotor während und auch nach dem Training noch mit »höherer Drehzahl« läuft. Das tut Ihrer Figur ebenso wie Ihrer Gesundheit gut: Viele Zivilisationskrankheiten lassen sich auf Stoffwechselstörungen zurückführen. Gerade was die »Müllverbrennung« betrifft, also den Abbau von Giftstoffen und Schlacken aus dem Gewebe, ist ein gut funktionierender Stoffwechsel wirklich Gold wert. Bewegungsmangel und Fehlernährung führen dazu, dass der Organismus überlastet und mit dem anfallenden »Müll« nicht mehr fertig wird. Durch *Ballooning* können Sie die Stoffwechselrate gezielt steigern und so das Tempo der Stoffwechselprozesse erhöhen. *Ballooning* ist somit auch eine gute Möglichkeit, die Zellen zu entgiften und die Organe zu schützen.

Verbessertes Körpergefühl

Ballooning ist Training für Körper, Seele und Geist. Die Übungen verbessern die »propriozeptiven Fähigkeiten«, das bedeutet, dass Wahrnehmungen aus dem eigenen Körper, etwa aus den Muskeln oder Gelenken, besser an das Gehirn weitergeleitet werden. *Ballooning* hilft Ihnen also, Ihren Körper wieder stärker zu spüren und einen guten Kontakt zu ihm aufzubauen. In der Praxis geht es daher nicht nur darum, wie Sie die Übungen äußerlich ausführen, sondern auch um das innere Empfinden. Ähnlich wie bei meditativen Übungswegen wie Yoga oder Tai Chi kommt es auch beim *Ballooning* darauf an, in sich hineinzuspüren. Spüren Sie immer wieder ganz bewusst, wie der Ballon sich in Ihren Händen anfühlt, spüren Sie Ihren Rücken, wenn er auf dem Boden aufliegt, den Kontakt Ihres Kopfes, Ihrer Beine oder Füße mit dem Ballon, die Form und Schwere Ihrer Muskeln usw. Spielen Sie, genießen Sie und lassen Sie los – nicht nur die Muskeln, sondern auch belastende Gefühle und Gedanken. Nutzen Sie *Ballooning*, um sich Zeit für das Wichtigste zu nehmen – für sich selbst!

Alle *Ballooning*-Wirkungen im Überblick

- Kräftigung der äußeren und der Tiefenmuskulatur
- Entgiftung des Organismus
- Ausgleich von Haltungsschäden
- Kräftigung des Bewegungsapparates
- Erweiterung des Bewegungsmusters
- Aktivierung des Stoffwechsels und der Sauerstoffversorgung
- Stärkung des Immunsystems
- Lösung von Muskelverspannungen und Blockaden
- Verkürzung der allgemeinen Reaktionszeit
- Aktive Förderung der Tiefenentspannung

BALLOONING

Die Praxis

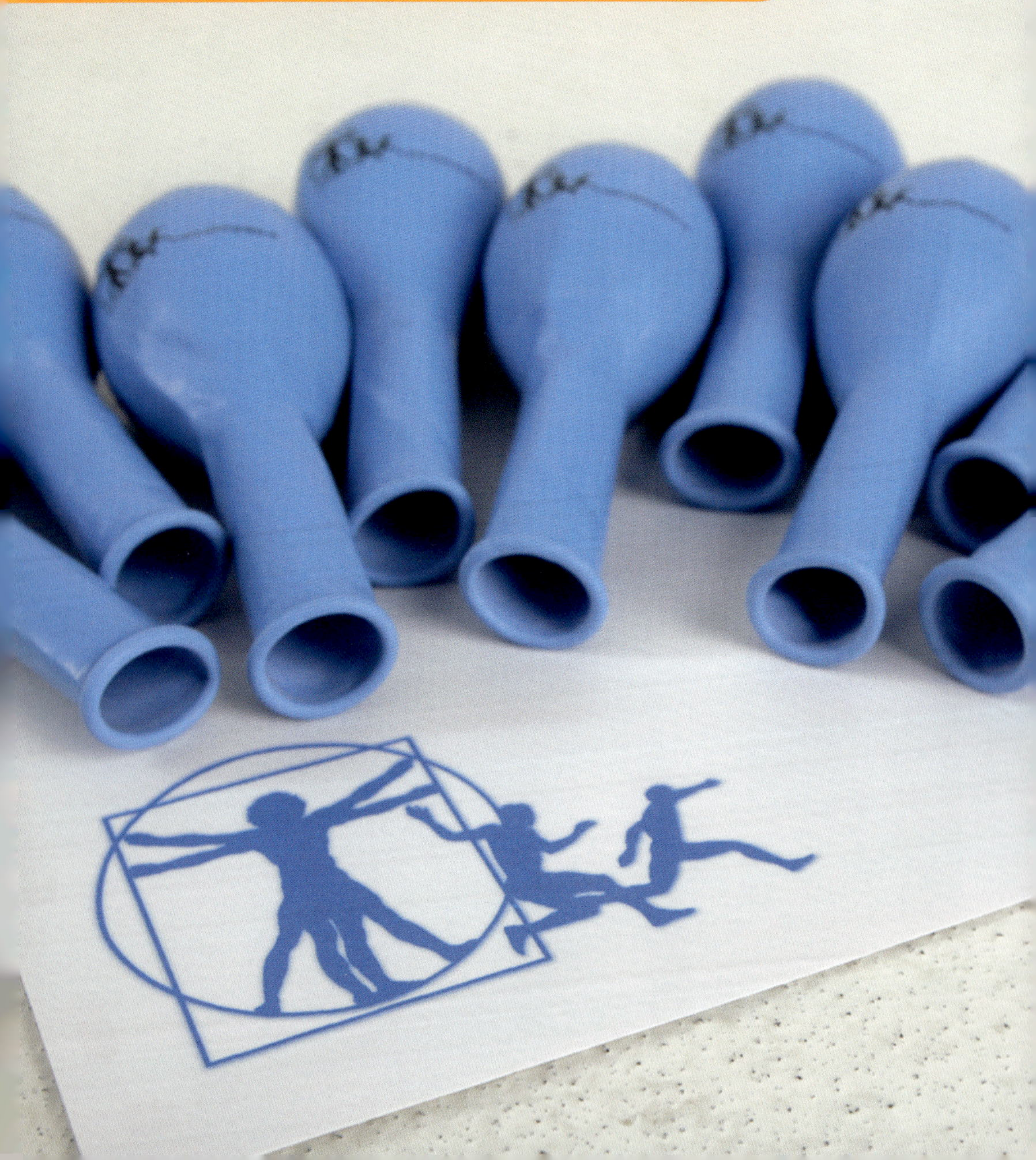

Die richtige Ausrüstung: DIDI-Balloon und Grabbe-Ball

Bevor Sie beginnen, gebe ich Ihnen einige Tipps an die Hand, die Ihnen helfen, Fehler zu vermeiden. Obwohl *Ballooning* alles andere als kompliziert ist, sollten Sie doch ein paar Grundregeln beachten. So können Sie Probleme ausschließen und noch bessere Erfolge erzielen.

Für *Ballooning* benötigen Sie nur eine Minimalausrüstung. Eigentlich brauchen Sie nur den DIDI-Balloon oder den Grabbe-Ball. Viele Übungen werden im Liegen durchgeführt. Dafür ist eine weiche Unterlage wie eine Gymnastikmatte zu empfehlen. Doch Sie können auch auf einer Decke oder einem großen Handtuch üben. Je bequemer die Kleidung, desto besser. Achten Sie darauf, dass Ihre Kleidung frei von Reißverschlüssen, Gürteln, Nieten oder anderen spitzen Gegenständen ist. Auch Schuhe erhöhen die Gefahr, dass der Ballon platzt. Armbanduhren und Schmuck sollten vor dem Üben ebenfalls abgelegt werden.

Der DIDI-Balloon sieht aus wie ein normaler Luftballon, doch er hat einige besondere Eigenschaften: Zum einen ist er flexibler als die meisten Luftballons. Dies ist wichtig, da viele handelsübliche Luftballons mit dem Mund nur schwer aufblasbar sind. Auf der anderen Seite ist der DIDI-Balloon recht belastbar. Er hält bis zu 60 kg Gewicht aus, doch natürlich hat er auch seine Grenzen, denn schließlich handelt es sich nicht um einen Pezziball. Gehen Sie also entsprechend behutsam mit ihm um. Diesem Buch liegen zwei DIDI-Balloons bei, sodass Sie sofort mit Ihrem *Ballooning*-Programm starten können. Falls doch einmal ein oder beide Ballons platzen oder mit der Zeit die Luft verlieren, können Sie ein DIDI-Balloon-Set mit fünf Ballons unter der im Anhang (S. 94) angegebenen Adresse nachbestellen.

Der original Grabbe-Ball besitzt die gleichen Eigenschaften wie der DIDI-Balloon. Das Entscheidende ist, dass er eine lange Haltbarkeit hat und nicht platzen kann. Keine Sorge! Er hält eine Belastung von bis zu 150 kg aus. Man kann wahlweise auch etwas Luft herauslassen, um so verschiedene Effekte beim Training zu erreichen. Sein besonderes, sehr weiches Material ist ein hochwertiges deutsch-schweizerisches Produkt, frei von Weichmachern und anderen Schadstoffen. Sein Schwingungsverhalten ist einzigartig und mit keinem anderen Ball auf dem Markt vergleichbar. Natürlich können Sie auch den Grabbe-Ball bestellen. Weitere Informationen dazu finden Sie ebenfalls im Anhang (S. 94).

Was Sie beachten sollten

- Setzen Sie den DIDI-Balloon immer langsam und vorsichtig in die gewünschte Position. Der aufgeblasene DIDI-Balloon sollte ein wenig größer als Ihr Kopf sein – ideal sind rund eineinhalb Kopfgrößen.

- Bitte achten Sie darauf, dass während der Übungen keine spitzen Gegenstände (Uhren, Schmuck, Haarspangen usw.) mit dem DIDI-Balloon in Kontakt kommen. Auch die Unterlage sollte glatt und frei von Steinchen sein.

- Bewahren Sie den DIDI-Balloon möglichst immer bei Raumtemperatur auf. Sonneneinstrahlung und Hitze verkürzen seine Lebensdauer ebenso wie Kälte.

- Obwohl der DIDI-Balloon sehr widerstandsfähig ist, kann auch er platzen. Außer dass es dann eben knallt, kann dabei nichts passieren. Dennoch – wenn Sie sehr schreckhaft sind, einen Herzschrittmacher tragen und/oder an einer koronaren Herzerkrankung oder auch an Erkrankungen im Bereich der Ohren (wie Tinnitus) leiden, gibt es zwei einfache Lösungen: Trainieren Sie entweder mit dem Grabbe-Ball oder mit Ohrstöpseln. Silikon- und Wachsstöpsel verschließen den Gehörgang besonders gut. Der Vorteil: Sie kommen nicht nur ohne Schreck davon, falls der Ballon doch einmal platzt, sondern schalten zudem äußere Störungen wie Straßenlärm usw. ab, was Ihre Konzentration beim Üben fördert und die Entspannung vertieft.

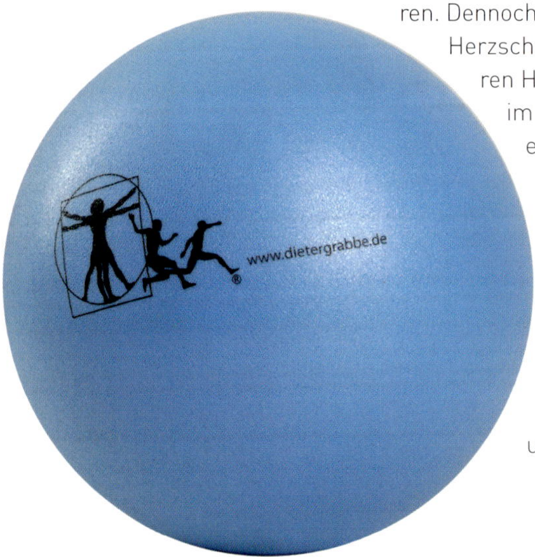

Fünf goldene Regeln fürs Üben

1. In den folgenden drei Kapiteln finden Sie alle 35 *Ballooning*-Übungen, aufgeteilt in die drei bereits erwähnten Kategorien Body-Forming, Body-Balancing und Body-Relaxation, jeweils mit Foto, Beschreibung und Wirkungsweise. Bitte lesen Sie die Beschreibung der jeweiligen Übung vor Beginn durch. Das dazugehörige Foto verdeutlicht, wie die Übung ausgeführt werden soll.

2. Die Reihenfolge der Übungen sowie die Auswahl des jeweiligen Tagesprogramms bleiben Ihnen überlassen. Sie werden schnell spüren, welche Übungen Ihnen am besten bekommen. Versuchen Sie aber immer, Übungen aus allen drei Kategorien miteinander zu kombinieren: Führen Sie dabei immer erst die Body-Forming-, dann die Body-Balancing- und zuletzt die Body-Relaxation-Techniken aus. Sollten Sie einen sehr stressigen und unruhigen Tag hinter oder vor sich haben, können Sie gerne eine Trainingseinheit ausschließlich aus Body-Relaxation-Übungen zusammenstellen.

3. Falls Sie ein Programm durchführen, sollten Sie sich an die vorgeschlagene Reihenfolge halten. Lassen Sie jedoch ruhig die eine oder andere Übung ausfallen, falls Ihnen das Programm zu lang ist.

4. Jede Übung wird in einer Serie nur einmal ausgeführt. Kurz, aber intensiv – so lautet das beste Rezept. Eine Ausnahme bilden Gleichgewichtsübungen. Wenn Sie hier schon nach wenigen Sekunden ins Wackeln kommen, können Sie ruhig mehrere Anläufe nehmen.

5. Wie oft Sie trainieren wollen, müssen Sie selbst entscheiden. Die goldene Regel lautet jedoch: lieber mäßig und regelmäßig. Dreimal in der Woche ist das Minimum, aber natürlich spricht auch nichts dagegen, *Ballooning* zu einer täglichen Gewohnheit zu machen (es muss ja nicht jedes Mal ein volles Programm sein).

BODY-FORMING

Diese Übungsserie bringt Power. Sie strafft die Figur und verhilft zu harmonisch geformten Muskeln. Der positive Effekt des Body-Formings beruht auf dem Geheimnis der Resonanzbewegungen (siehe Seite 11).

Body-Forming – Übung 1

So wirkt die Übung

Die erste Body-Forming-Übung bereitet Ihren Körper optimal auf das *Ballooning*-Programm vor und wärmt ihn gründlich auf. Schultern und Arme werden gekräftigt, der Kreislauf wird sanft angeregt und Sie bekommen einen Vorgeschmack auf Ihr *Ballooning*-Programm.

Mit dieser Übung trainieren Sie

- Unter- und Oberarme
- Schultern und Nacken
- Brustmuskulatur und den oberen Rücken

So wird's gemacht

Nehmen Sie eine angenehme Standposition ein – die Knie sollten dabei etwas gebeugt sein, das Gesäß leicht angespannt. Platzieren Sie den DIDI-Balloon, wie auf dem Foto zu sehen, zwischen Ihren Handflächen. Die obere Hand berührt den Ballon mit der Handfläche, die untere mit dem Handrücken. Bei dieser Übung geht es darum, den Ballon möglichst rund kreisen zu lassen. Wichtig ist, dass Sie den Kontakt zum Ballon dabei nicht verlieren. Die Oberarme werden auf Höhe der Schultern gehalten. Versuchen Sie nun, mit leichtem Druck auf dem Ballon langsam das Tempo zu steigern. Führen Sie die Übung zunächst in die eine und anschließend auch in die andere Richtung aus.

So vermeiden Sie Fehler

Steigern Sie die Übungsdauer langsam. Führen Sie die Übung immer nur so lange aus, wie sie sich angenehm anfühlt. Werden Sie allmählich immer schneller, doch verlieren Sie nicht die Kontrolle. Lassen Sie die Arme im Zweifelsfall lieber langsamer kreisen und halten Sie die Oberarme immer auf Schulterhöhe.

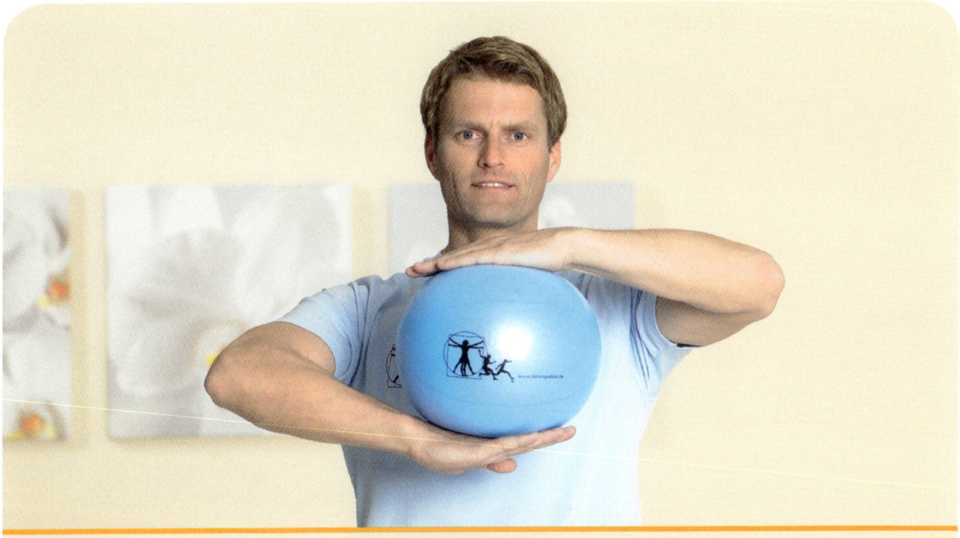

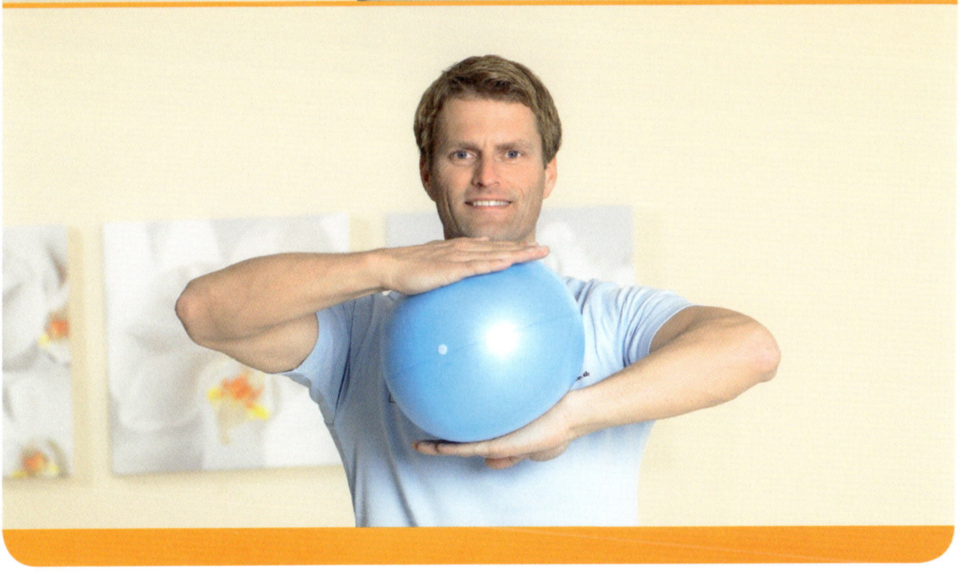

Body-Forming – Übung 2

Mit dieser Übung trainieren Sie

- Oberarme (Bizeps und Trizeps)
- Schultervorder- und -rückseite
- Nackenmuskulatur
- Brustmuskulatur
- Rückenmuskulatur

So wirkt die Übung

Diese Übung ist eine Kraftkoordinationsübung, die gut als Warm-up für den gesamten Oberkörper geeignet ist. Ihre Haltung wird verbessert, die Durchblutung im Schulter-Nacken-Bereich gesteigert und so Schulterverspannungen entgegenwirkt.

So wird's gemacht

Nehmen Sie eine angenehme Standposition ein; die Knie sollten dazu etwas gebeugt und das Gesäß leicht angespannt werden. Achten Sie darauf, dass Sie den Oberkörper so aufrecht wie möglich halten – so, als würden Sie wie an einer Schnur gerade nach oben gezogen werden. Schultern bitte während der gesamten Übung immer nach hinten gezogen halten. Nehmen Sie den DIDI-Balloon in eine Ihrer Handflächen und führen Sie ihn langsam in einer sehr engen, kreisförmigen Bewegung um Ihr Becken herum. Geben Sie den Ballon dann hinter Ihrem Rücken in die andere Handfläche und führen Sie ihn wieder nach vorn usw. Je aufrechter Sie diese Bewegung durchführen, desto intensiver wirkt sie. Versuchen Sie, immer schneller zu werden, um die Übung noch weiter zu intensivieren. Aber bitte in der Ausführung exakt bleiben!

So vermeiden Sie Fehler

Halten Sie Ihren Oberkörper gerade und ziehen Sie die Schultern nach hinten. Die Arme sind leicht gebeugt. Je gestreckter die Arme sind, umso intensiver wirkt die Übung. Spannen Sie die Bauchmuskeln während der Übung an.

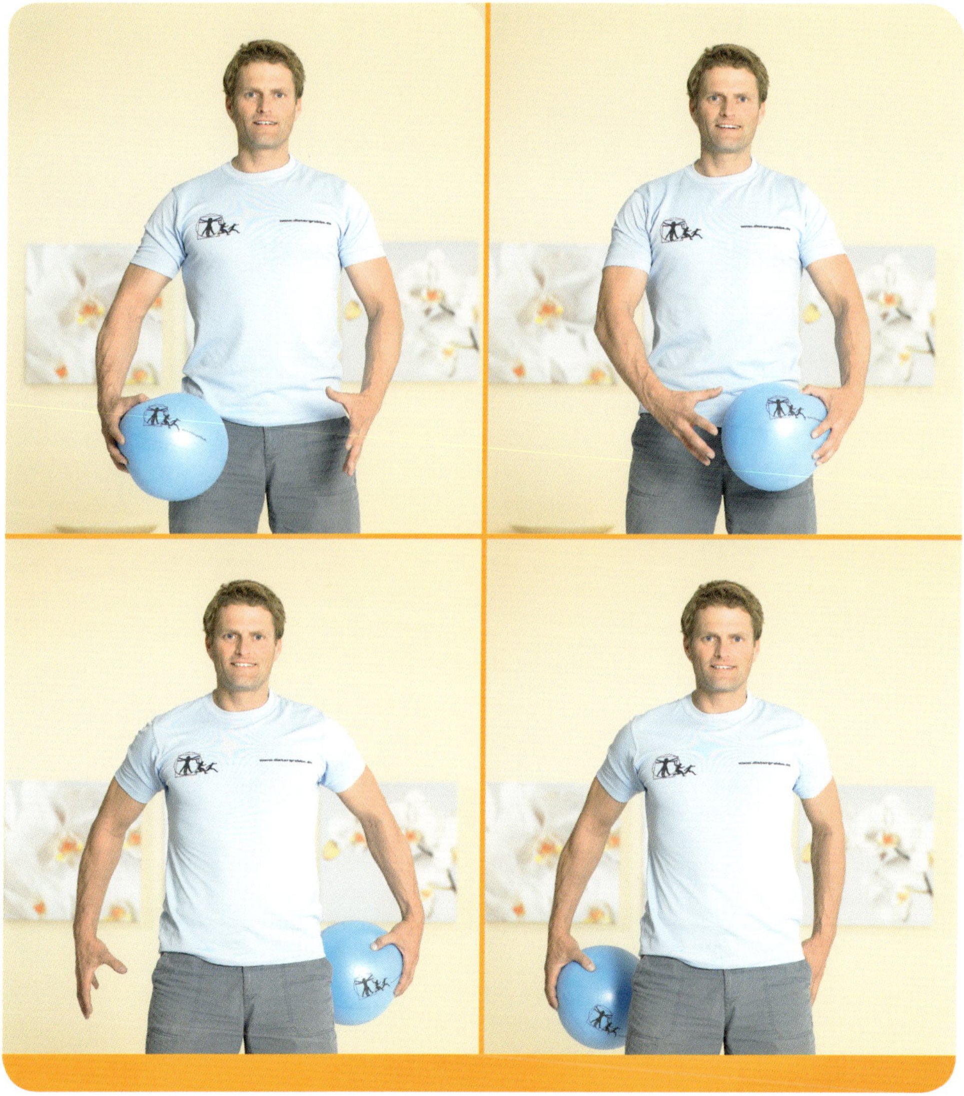

Body-Forming – Übung 3

So wirkt die Übung

Diese Übung ist eine Kräftigungsübung, die Ihre Oberarme und Schultern in Form bringt und die Haltung verbessert. Durch die am Ende der Übung erzeugten Schwingungen (Resonanz) erzielen Sie eine enorme Komprimierung der Muskulatur mit der Folge, dass die Muskeln optimal durchblutet und gestrafft werden.

Mit dieser Übung trainieren Sie

- Oberarme (Bizeps)
- Schultervorderseite
- Nackenmuskulatur

So wird's gemacht

Nehmen Sie eine angenehme Standposition ein, die Knie sollten dazu etwas gebeugt und das Gesäß leicht angespannt werden. Heben Sie nun den rechten Arm an, bis der Oberarm auf Schulterhöhe ist. Fixieren Sie den DIDI-Balloon zwischen Ihrer Handfläche und Ihrer Schulter, indem Sie den Arm anwinkeln. Nun üben Sie mit der Handfläche langsam Druck auf den Ballon in Richtung Schulter aus. Steigern Sie den Druck allmählich. Sobald eine kräftige Spannung erreicht ist, versetzen Sie Ihre Handfläche in Resonanz – dazu drücken Sie mehrmals mit der Handfläche gegen den Ballon und üben eine vibrierende Bewegung aus. Wird die Übung zu anstrengend, pausieren Sie. Wechseln Sie dann die Seite.

So vermeiden Sie Fehler

Halten Sie den Oberarm während der gesamten Übung auf Schulterhöhe. Wenn Sie möchten, können Sie die Übung anfangs mit dem Rücken an eine Wand gelehnt ausführen. Spannen Sie die Bauchmuskeln während der Übung an.

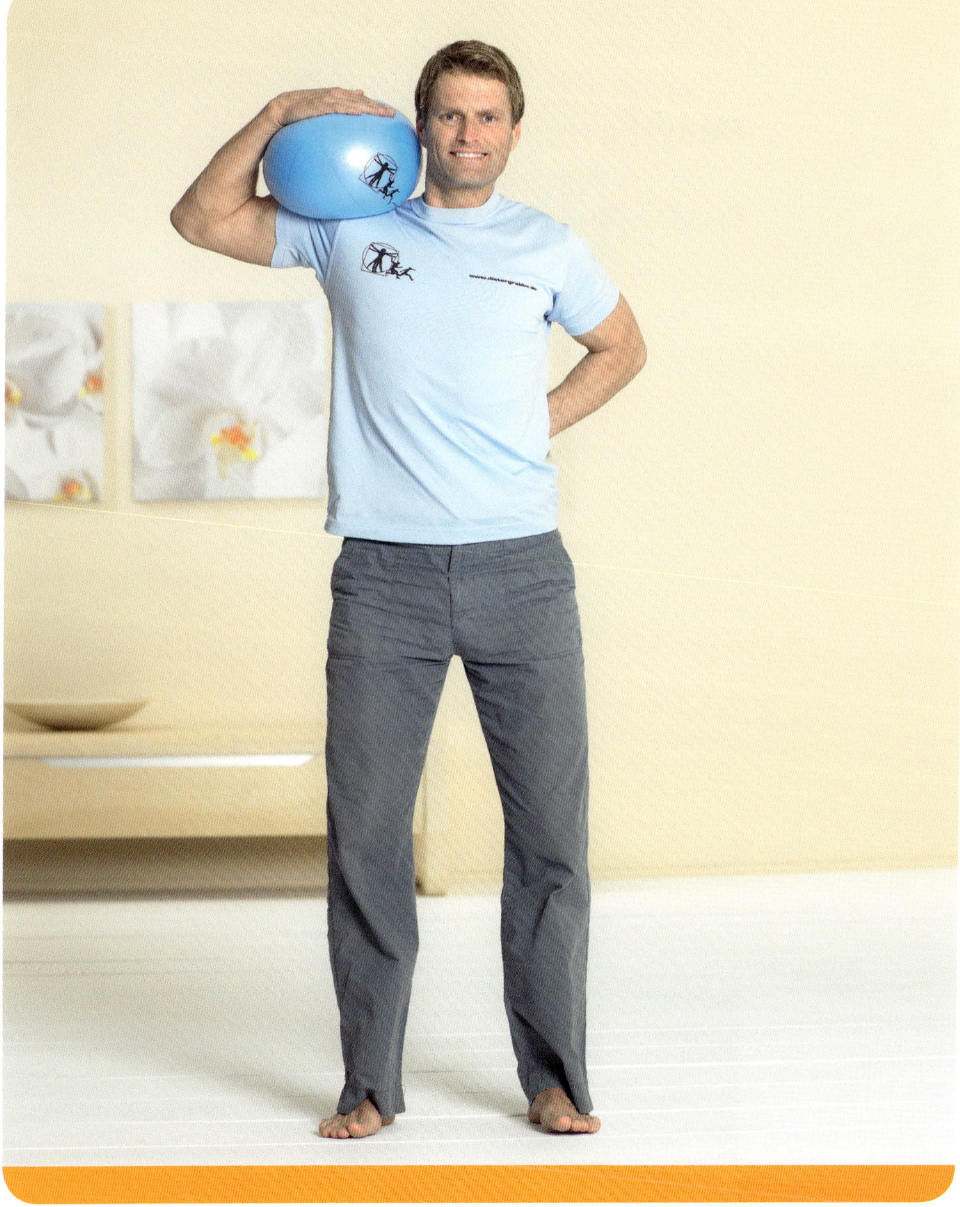

Body-Forming – Übung 4

So wirkt die Übung

Die Übung trainiert die Oberarmrückseite, den Trizeps. Aber auch Schulter und Brust sind bei dieser Übung aktiv.

Folgende Muskeln werden trainiert

- Unter- und Oberarme (Trizeps)
- Schultervorderseite
- Brustmuskulatur

So wird's gemacht

Gehen Sie in den Vierfüßlerstand. Achten Sie darauf, dass folgende Positionen einen 90°-Winkel ergeben und auch während der Übung so gehalten werden: Oberkörper zum Oberschenkel, Oberkörper zum Oberarm und Unterarm zum Oberarm. Platzieren Sie nun den DIDI-Balloon unter Ihrer linken Handfläche und geben Sie leichten Druck auf den Ballon. Drücken Sie nun zehnmal die Handfläche auf und ab. Halten Sie dann den Druck konstant und geben Sie nochmals zehn Sekunden lang eine Frequenz auf den Ballon.

So vermeiden Sie Fehler

Achten Sie auf die 90°-Winkel-Positionen. Der Ellenbogen sollte immer nah am Oberkörper gehalten werden. Den Druck immer konstant halten und die flache Hand mittig auf dem Ball lassen. Atmen Sie aus, wenn Sie nach unten drücken. Handrücken und Unterarm ergeben eine gerade Linie.

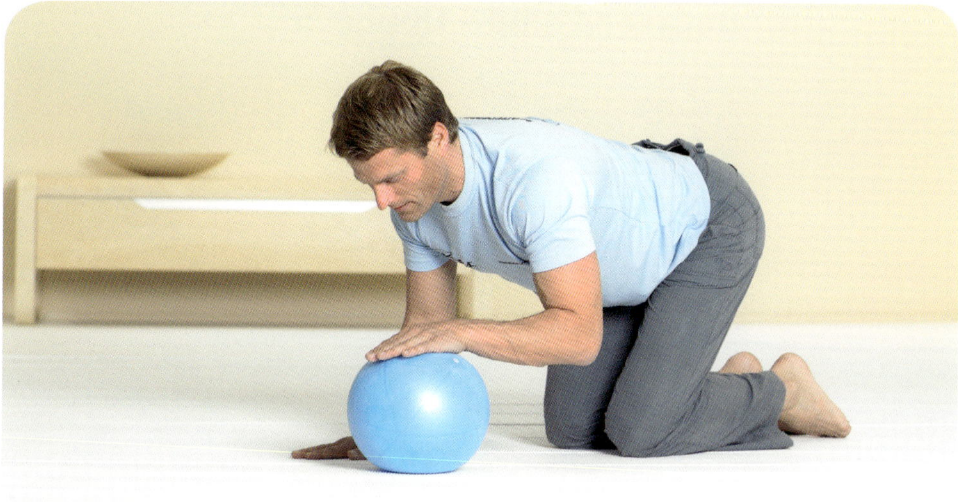

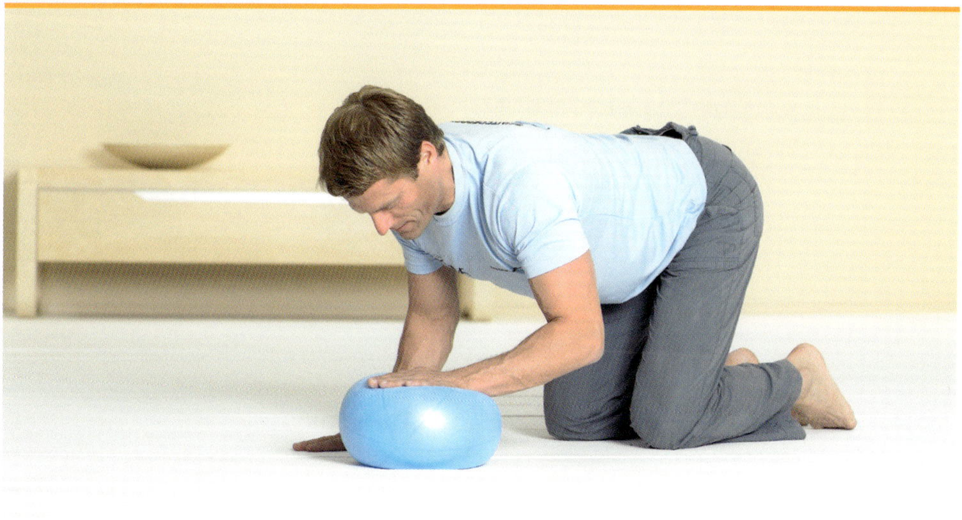

Body-Forming – Übung 5

So wirkt die Übung

Die folgende Übung kräftigt die gesamte Vorderseite des Oberkörpers, denn dabei wird eine Muskelkette trainiert, die bei wichtigen Bewegungsabläufen zusammenwirkt. Die Übung verbessert Ihre Körperhaltung und aktiviert den Stoffwechsel.

Folgende Partien werden gestrafft und gestärkt

- Unter- und Oberarme (Bizeps und Trizeps)
- Schultervorderseite
- Brust- und Nackenmuskeln

So wird's gemacht

Nehmen Sie eine stabile Standposition ein und spannen Sie das Gesäß leicht an. Halten Sie den DIDI-Balloon zwischen Ihren Handflächen in Hüfthöhe vor dem Körper. Die Arme sind gestreckt, die Schultern werden nach hinten gezogen (Brust leicht nach vorn wölben). Üben Sie nun mit den Handflächen einen leichten Druck auf den Ballon aus. Ohne die Spannung zu lösen, heben Sie den Ballon auf Brusthöhe, langsam über den Kopf und dann wieder nach unten bis auf Hüfthöhe. Wiederholen Sie diese Bewegung etwa zehnmal. Abschließend halten Sie den Ballon waagerecht auf Schulterhöhe und bringen ihn in Resonanz – dazu drücken Sie die Handflächen allmählich immer schneller gegen den Ballon.

So vermeiden Sie Fehler

Die Arme bleiben während der Übung immer durchgestreckt. Während der Resonanzbewegung üben Sie immer schneller stärker werdenden Druck auf den Ballon aus. Der Oberkörper bleibt aufrecht, die Schultern werden nach hinten gezogen.

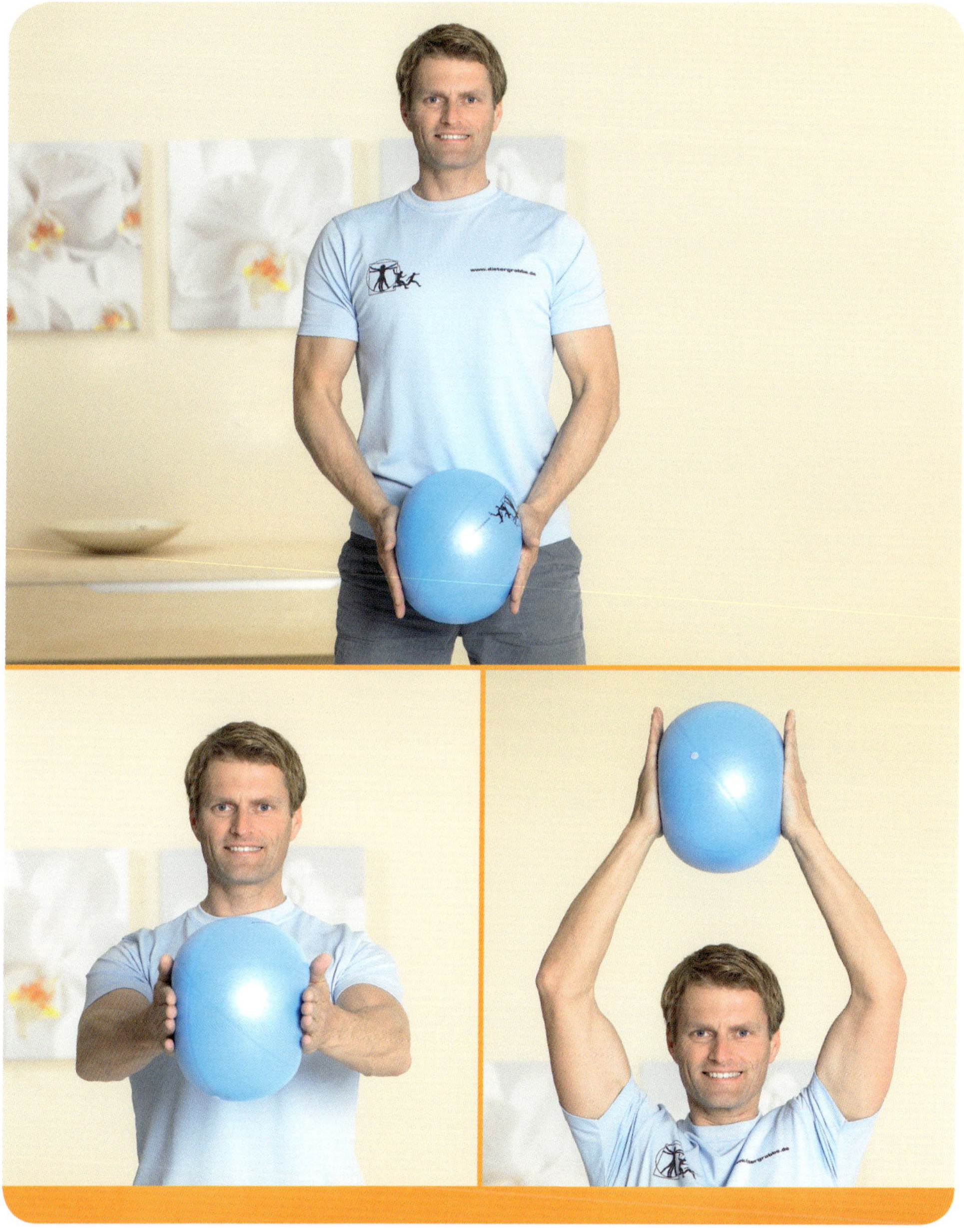

Body-Forming – Übung 6

Mit dieser Übung erhöhen Sie Ihre Atemkapazität und trainieren

- Schulter- und Nackenmuskulatur
- Arme
- oberen und unteren Rücken
- Gesäß und Bauch
- Oberschenkelrückseite

So wirkt die Übung

Die folgende Übung ist sehr intensiv und anspruchsvoll. Sie eignet sich daher besonders für Fortgeschrittene und alle, die über eine gute Fitness verfügen. Die Übung ist eine der besten für die Haltung: Sie kräftigt den gesamten Rücken, insbesondere den unteren Rücken, und kann gut gegen Rückenverspannungen und -schmerzen eingesetzt werden.

So wird's gemacht

Legen Sie sich auf den Bauch – wenn möglich auf eine Gymnastikmatte. Öffnen Sie die Oberschenkel leicht. Drücken Sie den DIDI-Balloon mit beiden Handflächen leicht zusammen. Strecken Sie die Arme nach vorn. Heben Sie mit dem nächsten Ausatmen den Oberkörper wenige Zentimeter vom Boden ab, ohne jedoch den Kopf in den Nacken zu legen. Aus dieser Stellung drücken Sie den Ballon zehnmal zusammen. Dann den Druck konstant halten und ca. zehn Sekunden lang Resonanz auf den Ballon bringen. Fortgeschrittene können gleichzeitig die Oberschenkel anheben. Je geschlossener die Oberschenkel gehalten werden, umso intensiver ist die Übung. Auf die Atmung achten: gleichmäßig ein- und ausatmen.

So vermeiden Sie Fehler

Spannen Sie während der ganzen Übung die Bauchmuskeln an. Achten Sie darauf, dass der Ballon auf Spannung gehalten wird. Atmen Sie während der Resonanz-Bewegungen entspannt weiter und halten Sie den Atem keinesfalls an. Pausieren Sie, falls nötig – achten Sie immer auf Ihre Grenzen.

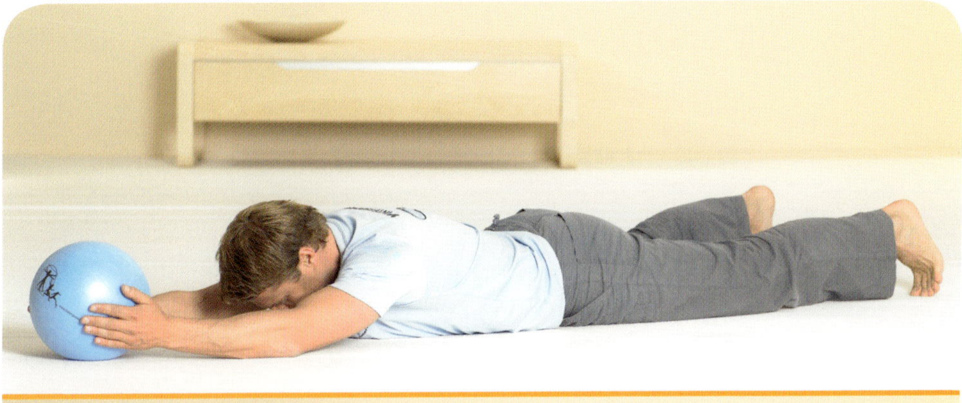

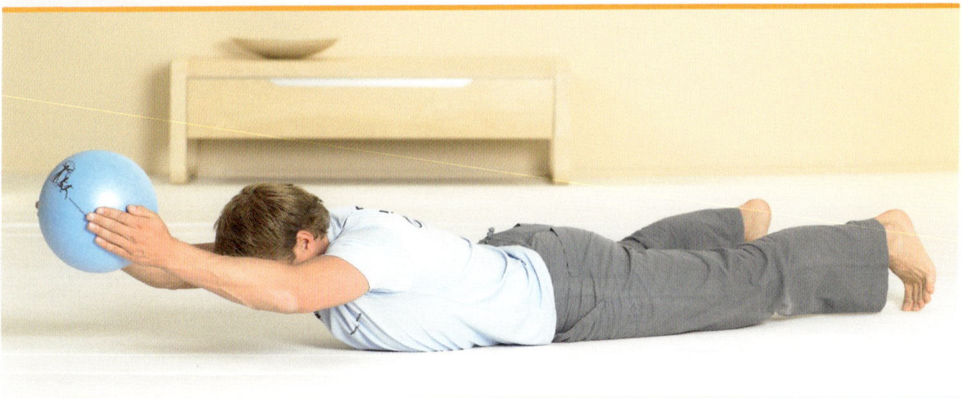

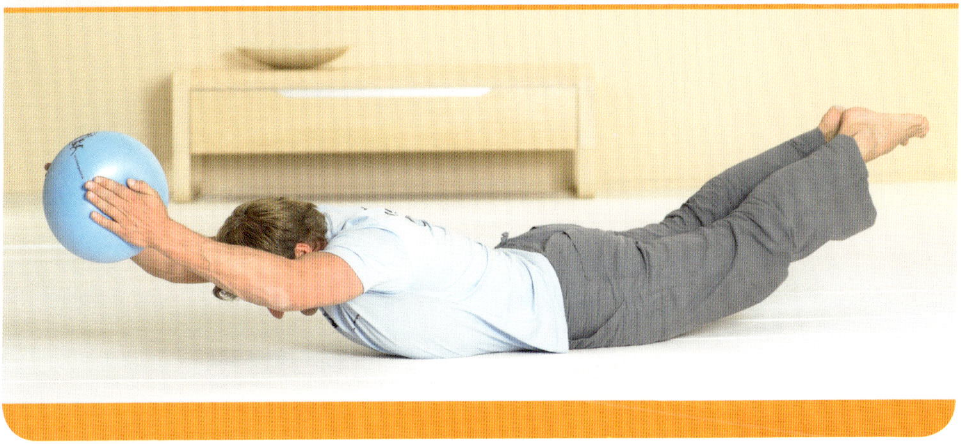

Body-Forming – Übung 7

So wirkt die Übung
Diese Übung kräftigt den ganzen Oberkörper. Sie hilft bei Schulterverspannungen und verbessert die Körperhaltung. Die Durchblutung wird angeregt, der Stoffwechsel aktiviert. Die Übung ist eine intensivere Variante der Übung 5. Durch das bewusste Hinabziehen der Schulterblätter kräftigen Sie außerdem noch die Schulterrückseite.

Mit dieser Übung trainieren Sie

- Unter- und Oberarme
- Schultervorder- und -rückseite
- Tiefenmuskulatur im Bereich der Schulterblätter und Brustwirbelsäule
- Brustmuskulatur
- Nackenmuskulatur

So wird's gemacht
Legen Sie sich auf den Rücken und stellen Sie die Füße auf, die Beine werden dabei angewinkelt. Fixieren Sie den DIDI-Balloon zwischen Ihren beiden Handflächen. Die Arme sind durchgestreckt, die Schultern werden bewusst nach unten gezogen. Mit gestreckten Armen üben Sie zunächst leichten Druck auf den Ballon aus. Bewegen Sie ihn dann abwechselnd nach oben über den Kopf und wieder nach unten in Richtung Oberschenkel. Wiederholen Sie diese Bewegung langsam etwa zehnmal, ohne die Spannung zu lösen. Abschließend halten Sie den Ballon auf der Schulterachse, indem Sie ihn senkrecht zur Decke halten. Beginnen Sie mit der Resonanzbewegung, indem Sie mit den Händen immer schneller und kräftiger gegen den Ballon drücken.

So vermeiden Sie Fehler
Ziehen Sie die Schulterblätter so weit wie möglich nach unten. Spannen Sie die Bauchmuskeln leicht an und lassen Sie den Atem fließen. Achten Sie dabei auf Ihre Grenzen.

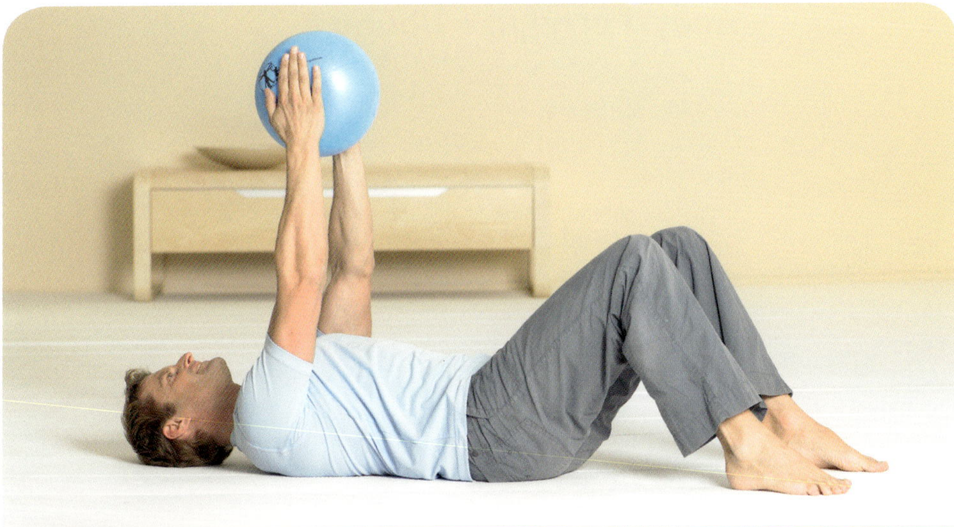

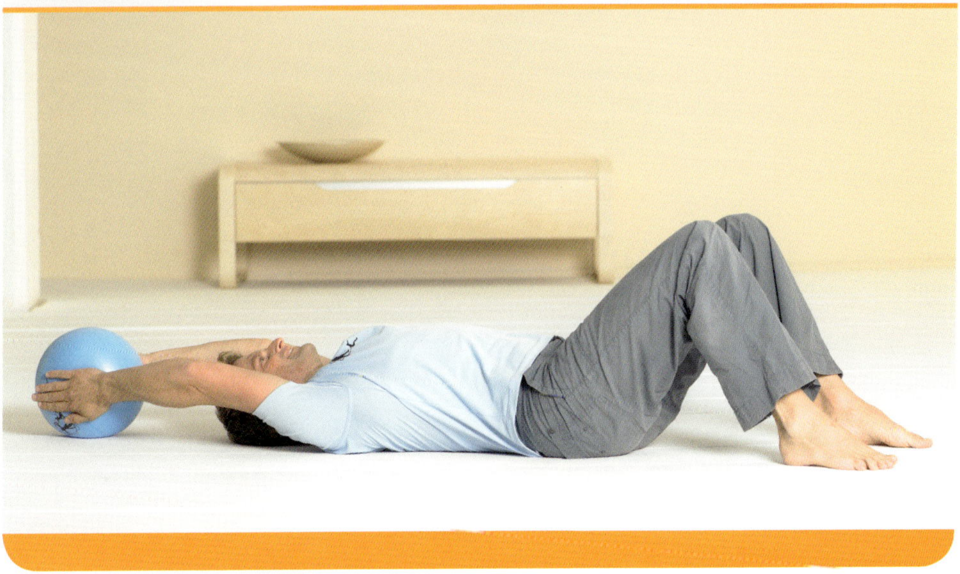

Body-Forming – Übung 8

So wirkt die Übung

Die folgende Übung ist zwar sehr anspruchsvoll, dafür aber eine der besten Übungen überhaupt für unsere Körperhaltung. Auch hier trainieren Sie eine komplette und sehr wichtige Muskelkette. Die Übung verbessert die gesamte Körperhaltung und hilft bei Bandscheibenproblemen. Die typische Resonanzbewegung am Ende der Übung wirkt sich bei dieser Technik auf den gesamten Bewegungsapparat und die Tiefenmuskulatur aus. Eine ideale Übung bei Schulterverspannungen und um unsere Körperseiten wieder in Einklang miteinander zu bringen.

Insbesondere trainieren Sie mit dieser Übung

- Oberarme (Trizeps)
- hintere Schultermuskulatur und Nacken
- Rückenmuskulatur und Rückenstrecker
- Bauchmuskulatur

So wird's gemacht

Nehmen Sie eine angenehme Standposition ein. Halten Sie den Ballon hinter dem Rücken zwischen beiden Handflächen. Ziehen Sie die Schultern dabei bewusst nach hinten (stellen Sie sich vor, Sie müssten einen Stift zwischen Ihren Schulterblättern fixieren). Beugen Sie dann den Oberkörper etwas nach vorn, gehen Sie leicht in die Knie und verlagern Sie Ihren Schwerpunkt nach hinten. Versuchen Sie, die Arme möglichst gestreckt zu lassen und üben Sie leichten Druck auf den DIDI-Balloon aus. Führen Sie nun langsam und gleichmäßig eine Auf- und Abwärtsbewegung durch. Nach rund zehn Wiederholungen halten Sie den Ballon im unteren Bereich nahe der Lendenwirbelsäule und führen die Resonanzbewegung durch, wobei Sie immer schneller und kräftiger (federnd) gegen den Ballon drücken.

So vermeiden Sie Fehler

Halten Sie den Rücken gerade und ziehen Sie die Schultern nach hinten. Achten Sie darauf, dass die Knie hinter den Fußspitzen bleiben. Spannen Sie die Bauchmuskeln an, doch lassen Sie den Atem frei strömen. Drücken Sie mit den Handflächen auf den Ballon, nicht nur mit den Fingerspitzen!

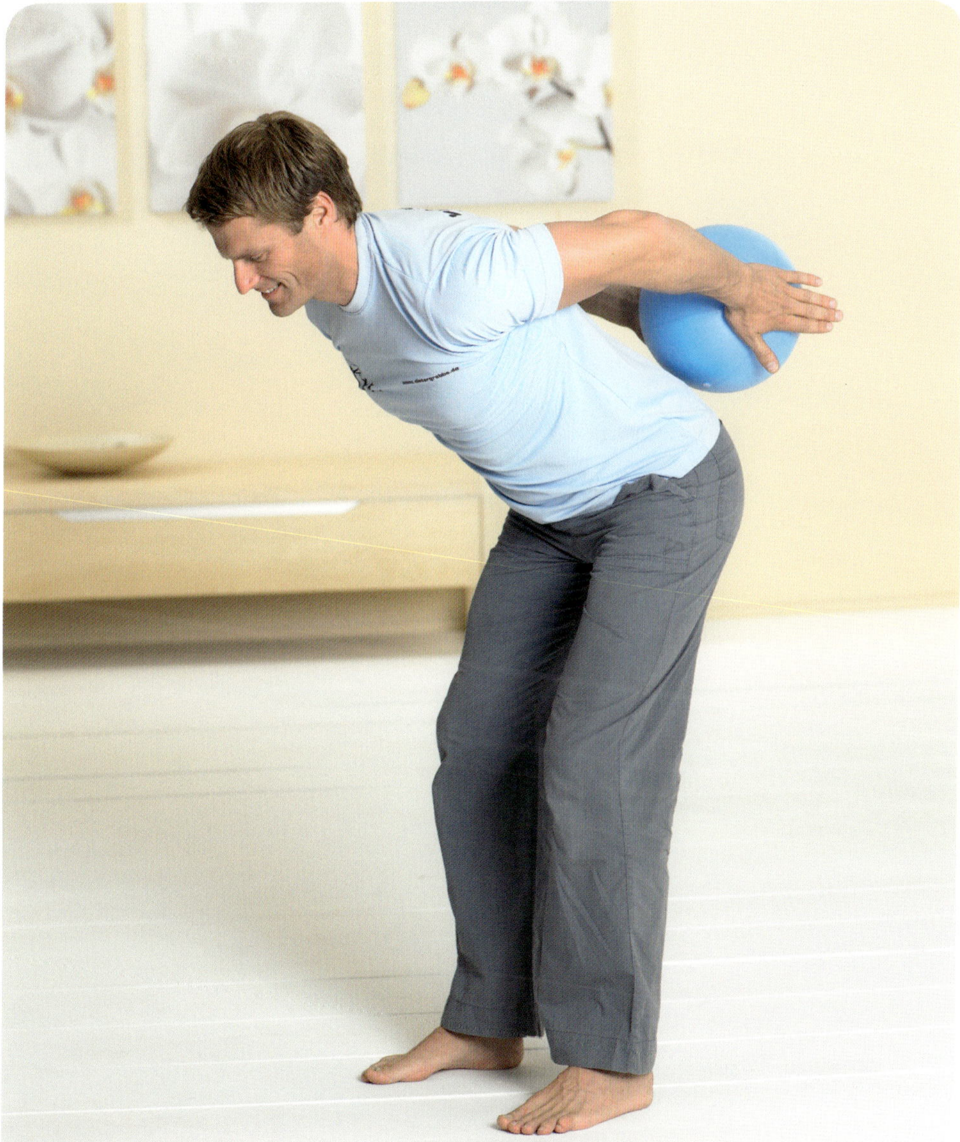

Body-Forming – Übung 9

So wirkt die Übung

Die Übung kräftigt den ganzen Bewegungsapparat und verbessert auch die Kraftkoordination. Sie trainieren dabei nicht einzelne Muskeln, sondern eine ganze Muskelkette, wodurch sich die Übung ausgezeichnet als allgemeine Fitnessübung eignet.

Durch diese Technik werden folgende Muskeln beansprucht

- Unter- und Oberarme
- Brustmuskulatur
- große Rückenmuskeln
- seitliche Gesäßmuskeln und seitliche Bauchmuskulatur

So wird's gemacht

Ausgangsstellung ist die stabile Standposition, bei der die Knie etwas gebeugt und die Gesäßmuskeln leicht angespannt werden. Fixieren Sie den DIDI-Balloon nun auf der rechten Oberschenkelaußenseite oberhalb des Knies. Verlagern Sie dazu den Oberkörper nach links – das Körpergewicht ruht ganz auf dem linken Bein, die linke Hand wird zur Seite ausgestreckt. Heben Sie das angewinkelte rechte Bein vom Boden ab. Üben Sie mit der rechten Hand leichten Druck auf den Ballon aus und bewegen Sie den angehobenen Oberschenkel dann langsam und gleichmäßig etwa zehnmal auf und ab (bei der Aufwärtsbewegung drücken Sie mit der Handfläche gegen den Ballon). Halten Sie dann das Bein in der oberen Position und führen Sie die Resonanzbewegung aus, indem Sie mit der Handfläche immer schneller federnd gegen den Ballon drücken. Führen Sie die Übung auf beiden Körperseiten durch.

So vermeiden Sie Fehler

Das Standbein sollte leicht gebeugt bleiben, der Oberkörper gerade sein. Anfangs ist es hilfreich, sich bei der Übung an einer Wand abzustützen. Während der Übung gleichmäßig atmen.

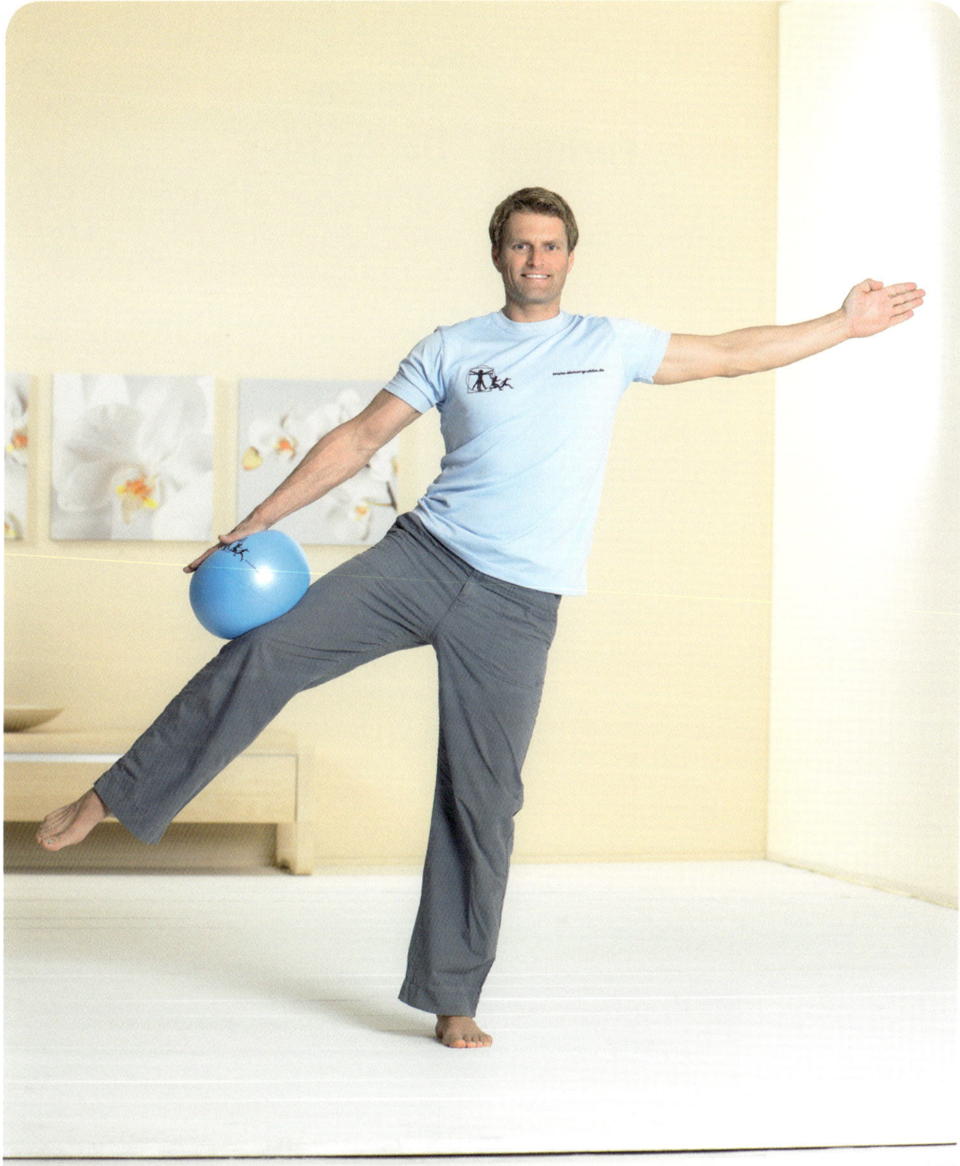

Body-Forming – Übung 10

Mit dieser Übung trainieren Sie

- Gesäßmuskeln
- Oberschenkel und Waden
- große Rückenmuskeln und unteren Rücken (Lendenwirbelsäule)
- Oberarme (Trizeps) und Schulterrückseite

So wirkt die Übung

Die folgende Übung ist eine ausgesprochene Powerübung, denn sie beansprucht besonders die großen Muskeln. Die Wirkung dieser Übung, die übrigens auch gegen Rückenschmerzen hilft, spürt man anfangs vor allem in den Oberschenkeln; doch tatsächlich werden sehr viel mehr Körperpartien durch sie gekräftigt und entwickelt.

So wird's gemacht

Nehmen Sie die Rückenlage ein und stellen Sie Ihre Füße auf. Platzieren Sie nun den DIDI-Balloon unter beiden Füßen. Die Arme sind seitlich ausgestreckt (leicht vom Oberkörper weg) und dienen zur Unterstützung der Balance. Heben Sie nun das Becken mit dem Ausatmen an. Heben und senken Sie dann das Becken so oft, bis Ihre Leistungsgrenze erreicht ist. Atmen Sie beim nächsten Hochkommen aus. Halten Sie jetzt das Becken angehoben und setzen Sie für etwa zehn Sekunden eine Frequenz auf den Ballon, indem Sie wie beim schnellen Joggen die Füße auf dem Ball auf und ab bewegen. Dabei wird das Becken nicht abgesenkt.

So vermeiden Sie Fehler

Halten Sie die Bauchmuskeln während der gesamten Übung angespannt. Atmen Sie aus, wenn Sie das Becken heben, und ein, wenn Sie es senken. Drücken Sie mit den Armen und Händen gegen den Boden, um das Gleichgewicht besser halten zu können. Verlieren Sie während der Resonanzbewegung nicht den Fußkontakt zum Ballon.

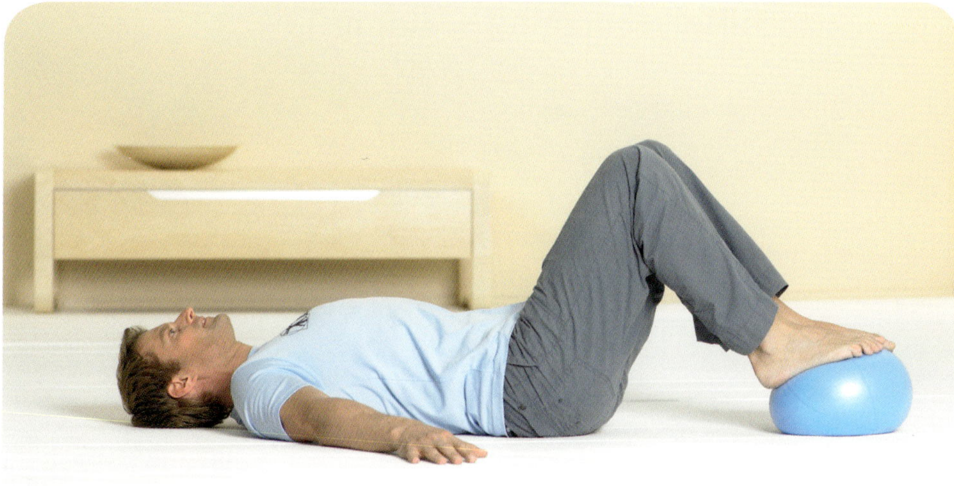

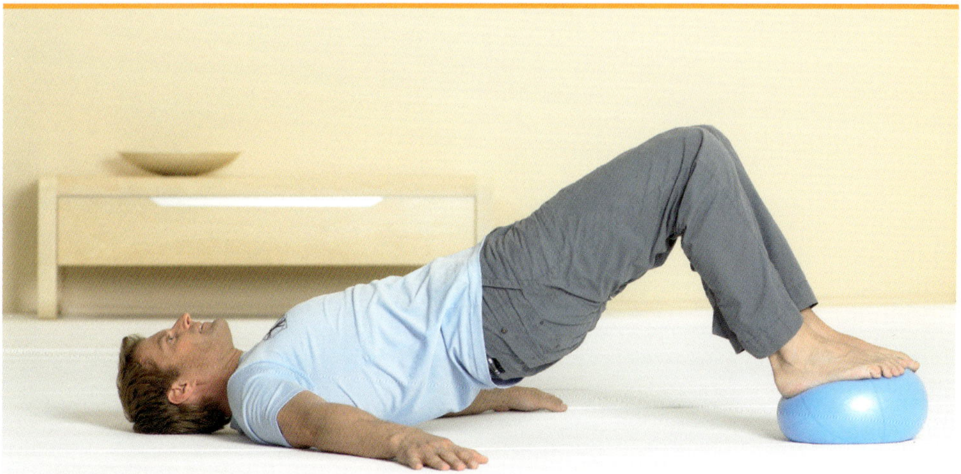

Body-Forming – Übung 11

So wirkt die Übung

Diese Powerübung trainiert Ihre Bauchmuskeln in kürzester Zeit. Führen Sie sie nicht zu oft aus: dreimal in der Woche je zwei bis drei Sätze – das reicht völlig aus für eine gut durchtrainierte Bauchpartie. Wichtig ist jedoch, dass Sie bei jedem Workout auch wirklich an Ihre Grenzen gehen.

Mit dieser Übung trainieren Sie

- Bauch
- Innenseite der Oberschenkel
- Brust und Oberarme (Trizeps)
- Schultervorderseite

So wird's gemacht

Nehmen Sie die Rückenlage ein und winkeln Sie Ihre Beine an, indem Sie die Füße aufstellen. Fixieren Sie den DIDI-Balloon zwischen Ihren Knien. Strecken Sie Ihre Arme nach vorn und berühren Sie den Ballon mit Ihren Fingerspitzen (falls das nicht klappt, müssen Sie die Beine noch etwas steiler aufstellen). Heben Sie nun Ihren Kopf an und ziehen Sie Ihr Kinn Richtung Brustbein. Bewegen Sie den Oberkörper dann in kleinen, federnden Bewegungen auf und ab – mit jeder Bewegung sollten Ihre Fingerspitzen dabei am Ballon entlang nach oben geschoben werden.

Tipp: Wenn Sie sehr fit sind, können Sie die Übung noch intensiveren: Dazu üben Sie immer, wenn der Oberkörper den höchsten Punkt erreicht, mit den Händen einen kurzen, effektiven Druck (nach unten) auf den Ballon aus.

So vermeiden Sie Fehler

Spannen Sie die Bauchmuskulatur während der Übung bewusst an. Atmen Sie jedes Mal aus, wenn Sie den Oberkörper heben. Legen Sie die Schultern zwischendurch nicht auf dem Boden ab. Gehen Sie an Ihre Grenzen, aber nicht darüber hinaus. Halten Sie immer eine Handbreit Platz zwischen Kinn und Brustbein.

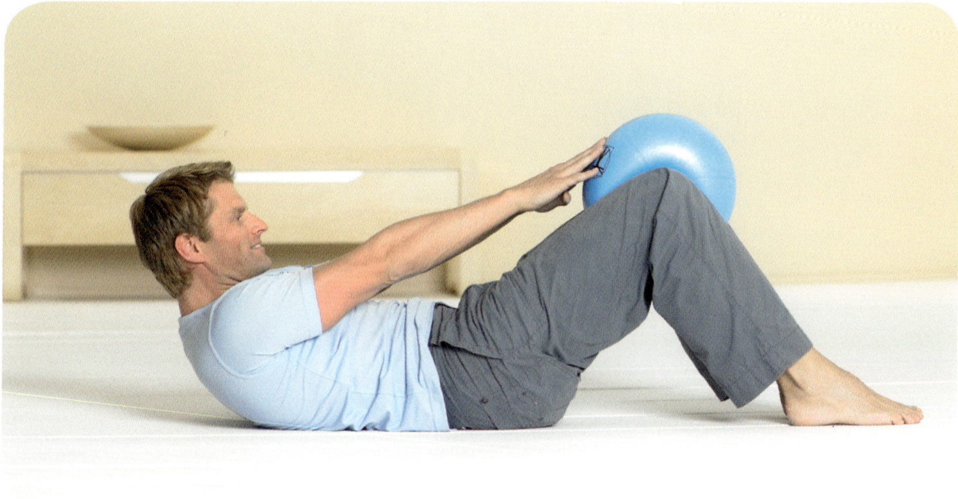

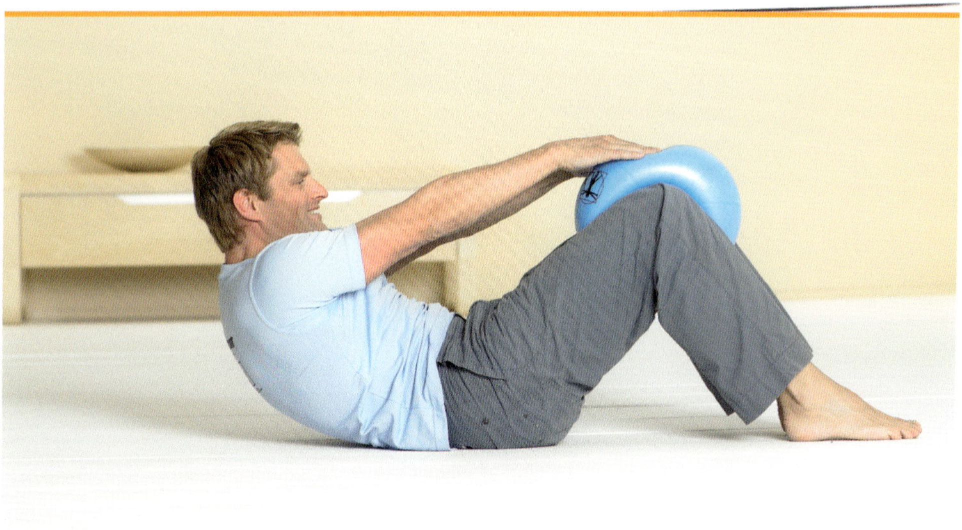

Body-Forming – Übung 12

So wirkt die Übung

Auch diese Technik ist eine besonders wirkungsvolle Übung für die Körpermitte. Die Bauchmuskeln werden dabei kurz, aber intensiv trainiert. Vor allem für Anfänger ist sie eine echte Herausforderung – doch es lohnt sich, denn neben der Figur wird auch die Tiefenmuskulatur entwickelt, mit positiven Folgen für die Haltung und den gesamten Bewegungsapparat.

Mit dieser Übung trainieren Sie

- Bauchmuskeln
- Oberschenkel (Innenseite)
- Brustmuskeln

So wird's gemacht

Nehmen Sie die Rückenlage ein und fixieren Sie den DIDI-Balloon zwischen den angewinkelten Beinen in Höhe der Knie. Verschränken Sie die Hände hinter dem Kopf – die Ellenbogen zeigen erst nach außen und später, beim Zusammenführen, Richtung Oberschenkel. Nun ziehen Sie die Oberschenkel heran und drücken die Ellenbogenspitzen auf den Ballon. Bauen Sie einen Gegendruck auf, indem Sie den Oberkörper nach oben drücken und die Oberschenkel zu sich ziehen. Führen Sie rund zehn Auf- und Abwärtsbewegungen durch, halten Sie die Position in der Endstellung und machen Sie abschließend die Resonanzbewegung, indem Sie immer schnellere und kleinere Druckbewegungen gegen den Ballon ausführen.

So vermeiden Sie Fehler

Atmen Sie beim Aufeinandertreffen von Oberkörper und Beinen jedes Mal aus. Führen Sie zunächst einige langsame Wiederholungen aus und dann erst die schnelleren, federnden Resonanzbewegungen. Schultern und Becken sollten während der Übung nicht abgesetzt werden. Zur Vereinfachung können Sie ein Badetuch zusammenrollen und unter Ihre Schulterblätter legen.

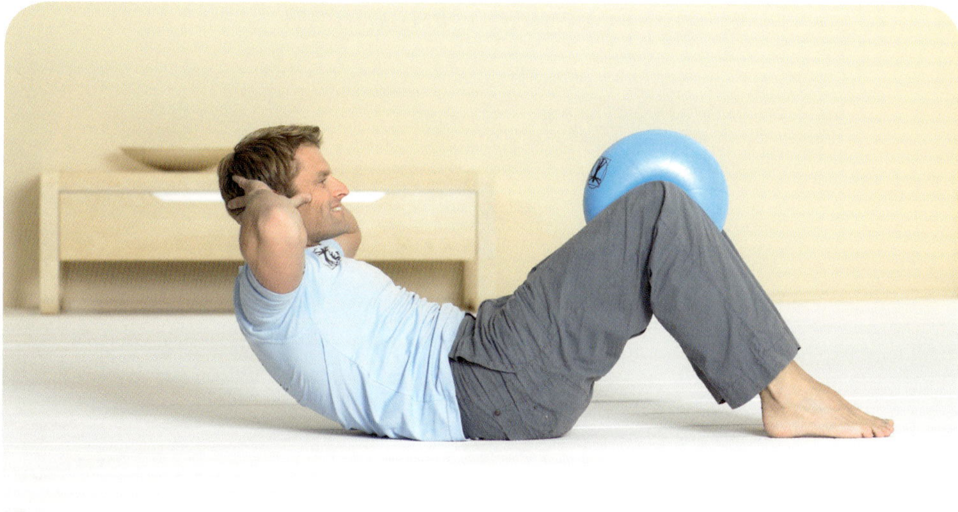

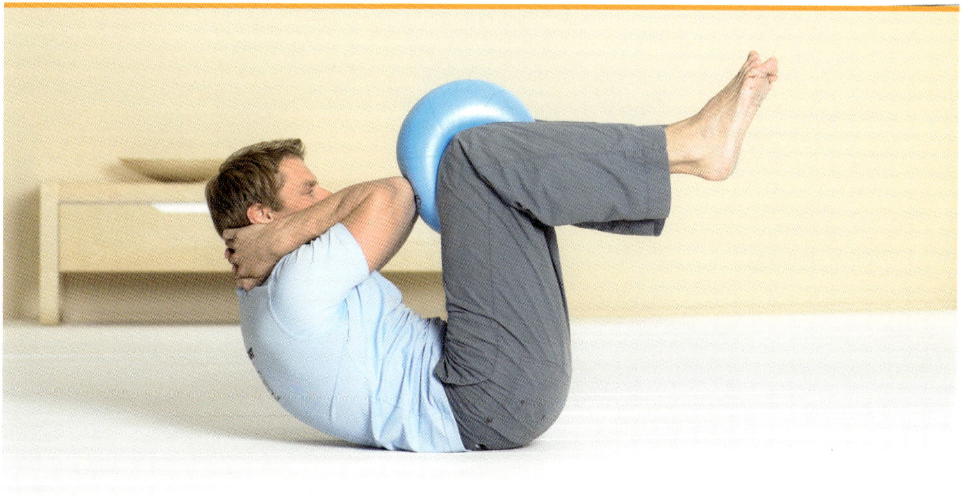

Body-Forming – Übung 13

So wirkt die Übung

Im Gegensatz zu den beiden vorherigen Übungen trainieren Sie jetzt vor allem den Bereich der schrägen Bauchmuskeln. Diese Übung stellt die effektivste Art dar, speziell diese Muskelpartie zu trainieren.

Folgende Partien werden trainiert

- Bauchmuskeln, insbesondere die schräge Bauchmuskulatur

So wird's gemacht

Nehmen Sie die Rückenlage ein, stellen Sie die Füße auf und positionieren Sie langsam den DIDI-Balloon unter Ihrem Oberkörper. Achten Sie darauf, dass der Ballon zwischen den Schulterblättern liegt. Verschränken Sie die Hände hinter dem Kopf – die Ellenbogen zeigen nach außen. Nun drehen Sie den Oberkörper langsam zur rechten Seite Richtung Boden, bis Ihr rechtes Schulterblatt mittig auf dem Ballon liegt. Strecken Sie den linken Arm nach vorn durch Ihre Oberschenkel. Mit dem Ausatmen kommen Sie nach oben. Stellen Sie sich vor, Sie müssten eine Münze zwischen Ihren Beinen aufheben. Versuchen Sie nach zehn Wiederholungen immer schnellere, wippende Bewegungen nach vorn auszuführen. Wechseln Sie anschließend zur anderen Seite.

So vermeiden Sie Fehler

Führen Sie die Bewegung langsam und kontrolliert aus und arbeiten Sie nicht mit zu viel Schwung. Versuchen Sie, so viele Wiederholungen wie möglich durchzuführen. Atmen Sie aus, wenn Sie nach oben kommen. Das Schulterblatt bleibt mittig auf dem Ballon liegen. Den Oberkörper nicht seitlich wegdrehen lassen, immer gerade nach oben kommen.

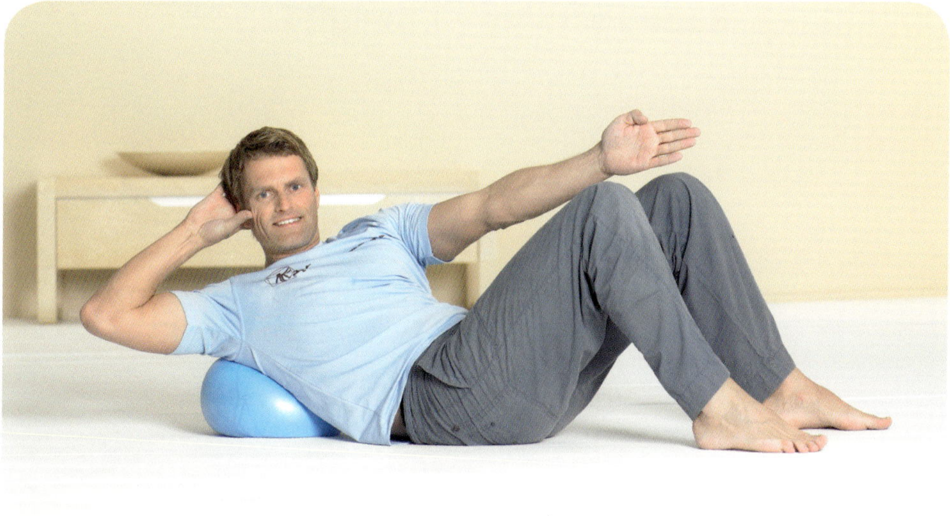

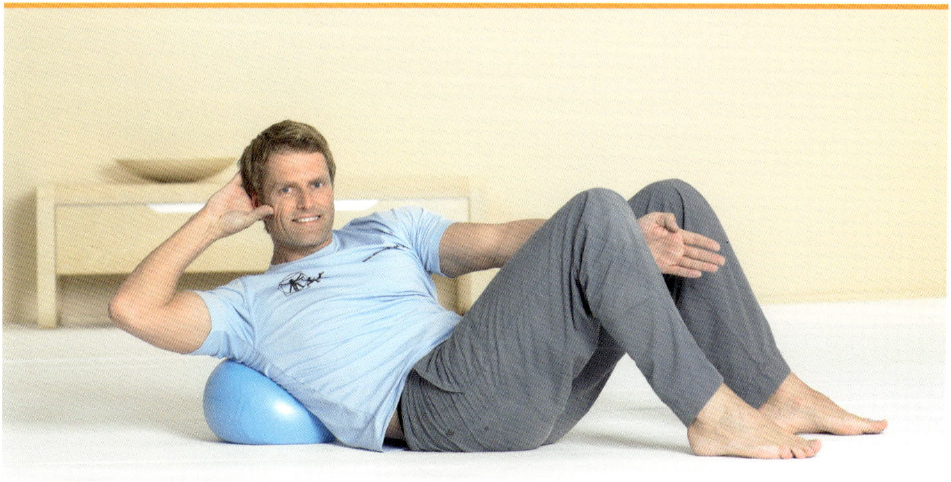

Body-Forming – Übung 14

So wirkt die Übung
Hier wird die Halsmuskulatur trainiert und gelockert. Im Bereich der Halswirbelsäule treten Fehlhaltungen besonders häufig auf – die Folgen sind Verspannungen und teilweise sogar degenerative Veränderungen, die mitunter zu lästigen Kopf- und Nackenschmerzen führen können. Die folgende Übung wirkt gleichermaßen stärkend wie auch entspannend – gerade bei langem Sitzen sollten Sie sie zwischendurch einmal ausführen. Diese Übung kann man mit verschiedenen Positionen kombinieren.

Mit dieser Übung trainieren Sie

- Halsmuskulatur
- Nackenmuskulatur

So wird's gemacht
Stellen Sie sich in die Grundposition. Füße leicht geöffnet, Knie leicht gebeugt und Becken aufgerichtet. Nun legen Sie den DIDI-Balloon auf Ihre linke Kopfseite. Mit der linken Handfläche geben Sie einen leichten Druck auf den Ball. Achten Sie darauf, dass Sie den Kopf gerade halten. Bitte hier keine Frequenz geben, lediglich Druck aufbauen und wieder lösen. Konzentrieren Sie sich auf die Atmung. Beim Druckaufbau ausatmen.

Tipp: Sie können die Position täglich verändern und so jeden Bereich Ihrer Halswirbelsäule trainieren. Also einmal den Ball vor der Stirn, einmal hinter dem Kopf und dann wieder seitlich positionieren. Wiederholen Sie die An- und Entspannung mehrmals und führen Sie die Bewegung langsam und fließend aus. Machen Sie anfangs nicht zu viele Wiederholungen, sondern steigern Sie sich lieber von Tag zu Tag.

So vermeiden Sie Fehler
Atmen Sie aus, wenn Sie Druck auf den Ballon ausüben. Halten Sie den Kopf immer in der gleichen Stellung. Entspannen Sie das Gesicht – beißen Sie nicht die Zähne zusammen.

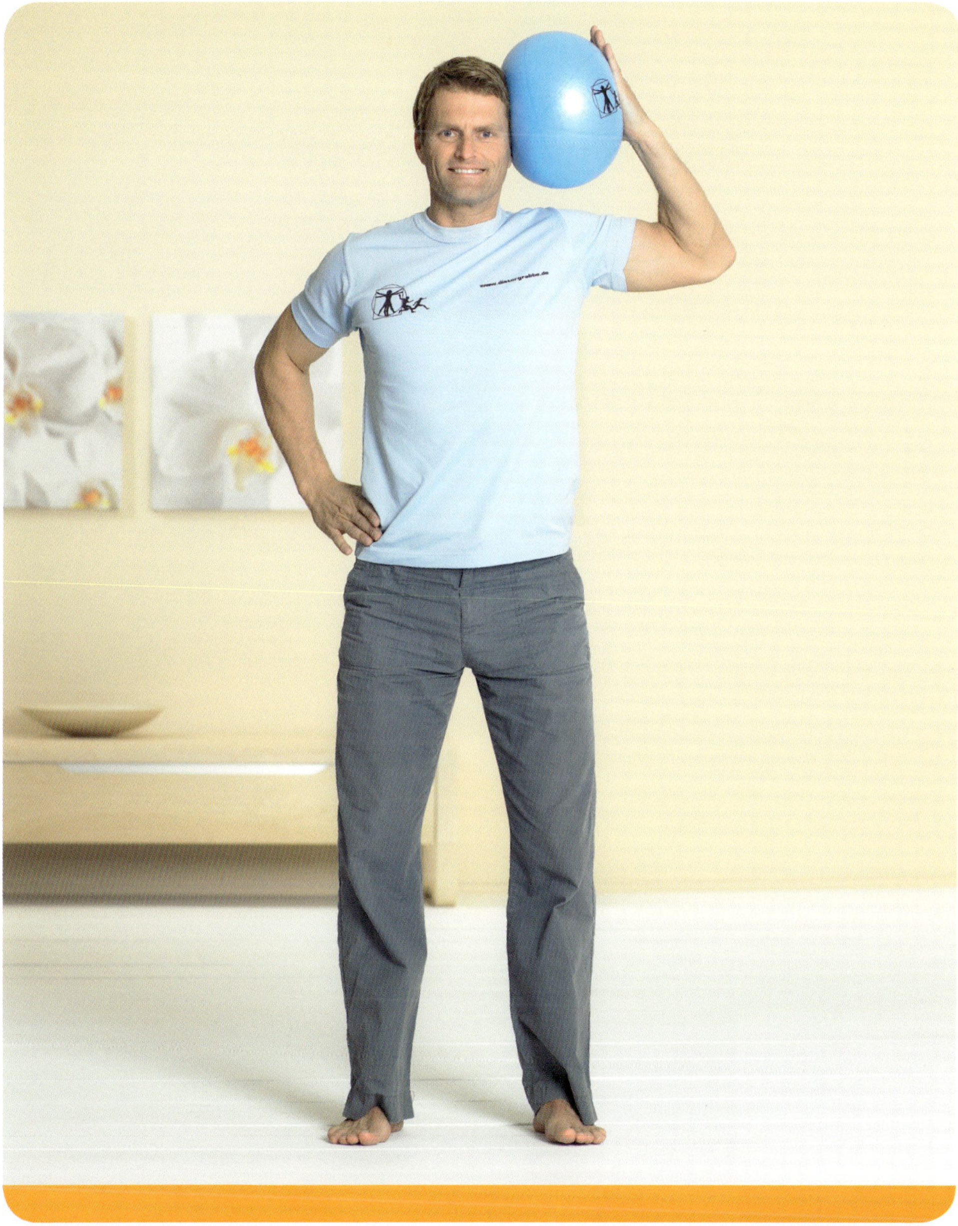

Body-Forming – Übung 15

So wirkt die Übung
Diese Übung hat es wirklich in sich! Sie wirkt besonders intensiv auf die Gesäßmuskeln und die Oberschenkel. Achtung: Führen Sie sie nur mit dem Grabbe-Ball oder einem anderen festeren Ball aus.

Mit dieser Bewegung trainieren Sie intensiv die folgenden Partien

- Oberschenkel
- Gesäß

So wird's gemacht
Stellen Sie sich mit dem Rücken an eine Wand, platzieren Sie den Grabbe-Ball direkt hinter Ihrem Becken und lehnen Sie sich an. Mit aufrechtem Oberkörper gehen Sie nun schrittweise nach vorn und zugleich nach unten, bis Sie, unten angekommen, einen 90°-Winkel zwischen Oberkörper und Oberschenkeln erreicht haben. Nun bleiben die Füße dort, wo sie sind. Drücken Sie sich jetzt nach oben, atmen Sie dabei aus und senken Sie sich wieder ab. Bitte nur so lange ausführen, wie Sie können.

Tipp für Fortgeschrittene: Nach je fünf Wiederholungen kurz unten bleiben und für fünf Sekunden die Fußspitzen maximal anheben.

So vermeiden Sie Fehler

Führen Sie die Bewegung langsam und kontrolliert aus und arbeiten Sie nicht mit zu viel Schwung. Versuchen Sie, so viele Wiederholungen wie möglich durchzuführen. Oberkörper aufrecht halten. Bis zum 90°-Winkel nach unten gehen. Atmen Sie aus, wenn Sie nach oben kommen.

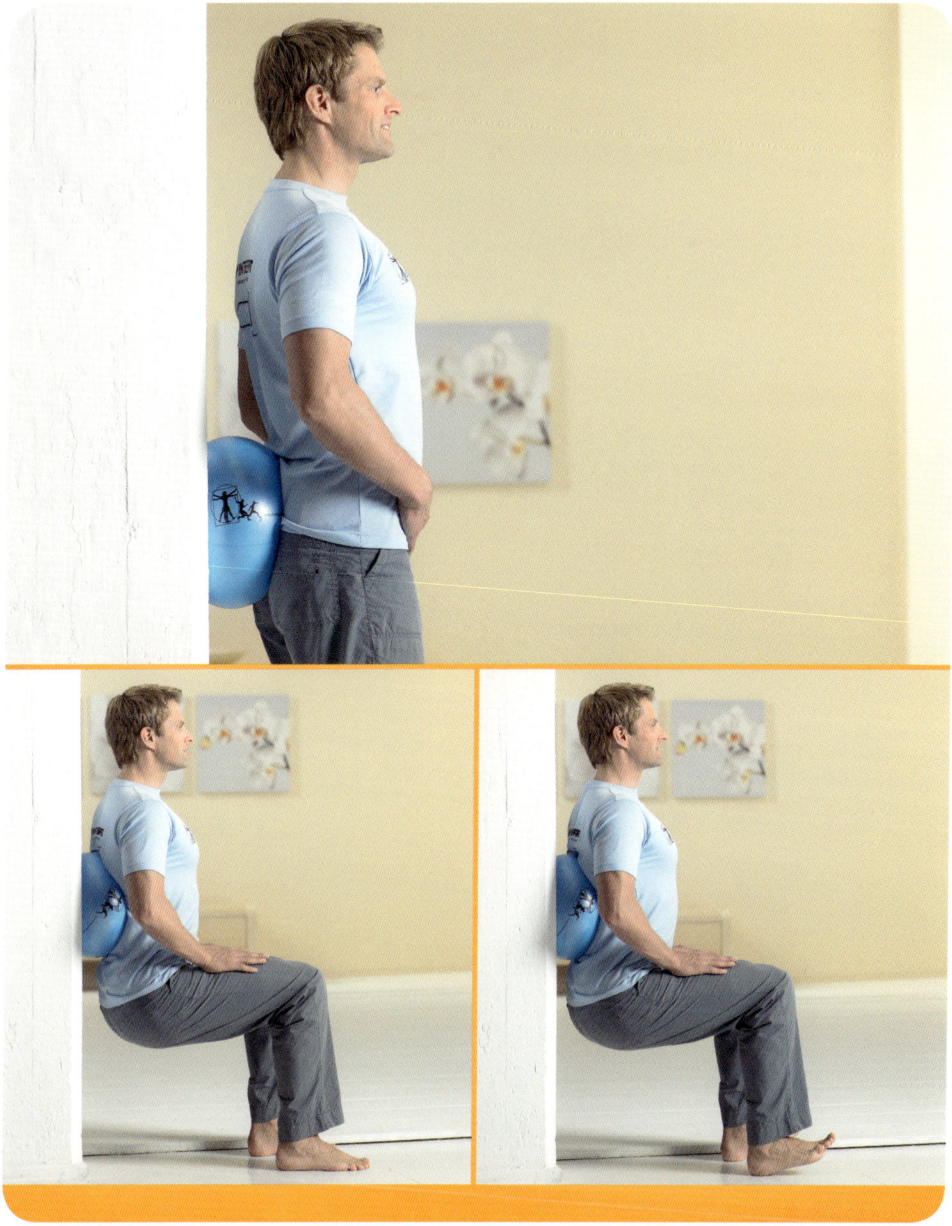

Body-Forming – Übung 16

So wirkt die Übung
Diese komplexe Übung trainiert Ihre Seiten und koordiniert Ihre Mitte.

Mit dieser Übung trainieren Sie

- Oberschenkel (Innenseite)
- Gesäß (Außenseite)
- Bauch (Seite)

So wird's gemacht
Sie beginnen diese Übung in der rechten Seitenlage. Klemmen Sie den DIDI-Balloon zwischen die leicht angewinkelten Beine. Ihr rechter Arm stützt Ihren Kopf. Den linken Arm winkeln Sie an und legen die Handfläche auf den Boden vor Ihrer Brust. Öffnen und schließen Sie nun langsam und gleichmäßig die Oberschenkel ein wenig und erhöhen Sie damit den Druck auf den Ballon. Nach zehn Wiederholungen den Druck halten und Frequenz auf den Ballon setzen.

Tipp für Fortgeschrittene: Nach den zehn Wiederholungen können Sie zusätzlich die Oberschenkel anheben. Noch anspruchsvoller wird die Übung, wenn man außerdem den Oberkörper anhebt (Ellenbogen vom Boden abheben).

So vermeiden Sie Fehler

Führen Sie die Bewegung langsam und kontrolliert aus und arbeiten Sie nicht mit zu viel Schwung. Versuchen Sie, so viele Wiederholungen wie möglich durchzuführen. Den Oberkörper dabei gerade halten. Atmen Sie aus, wenn Sie die Oberschenkel zusammendrücken oder nach oben führen. In der Seitenlage bleiben und das Becken nicht nach vorn kippen lassen.

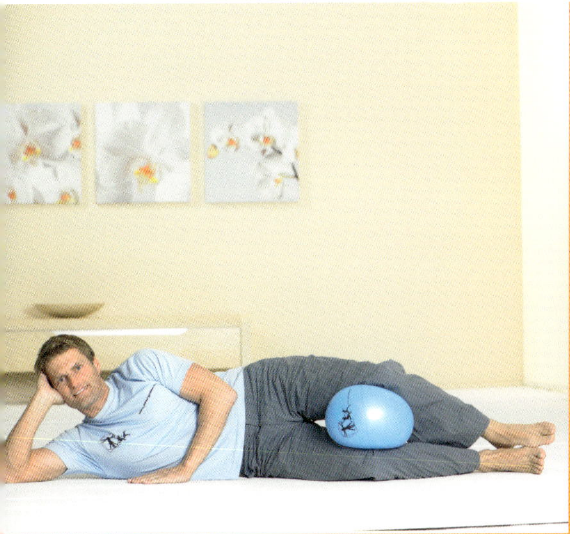
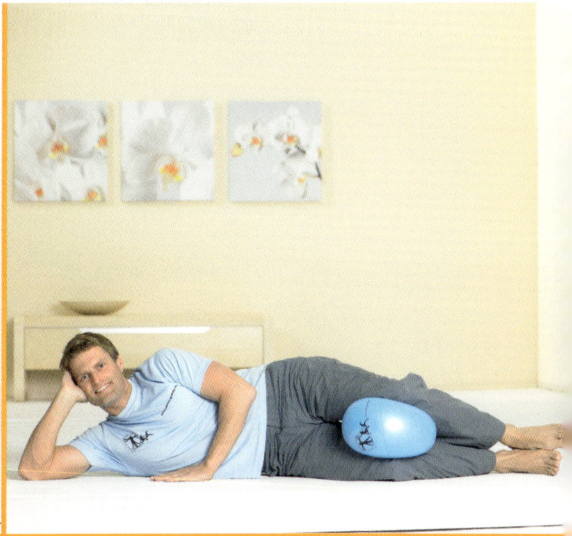
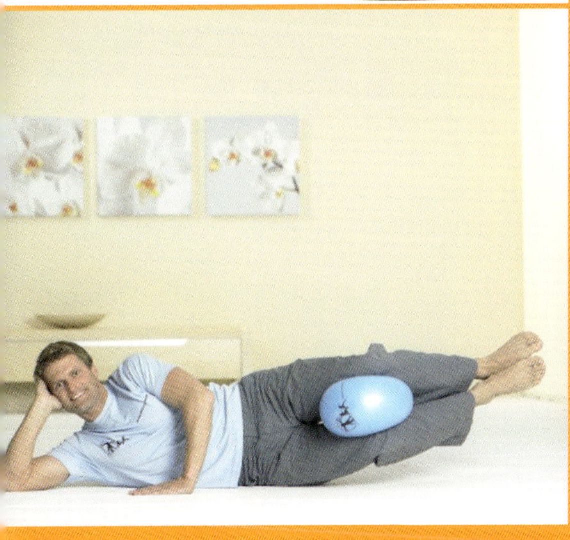
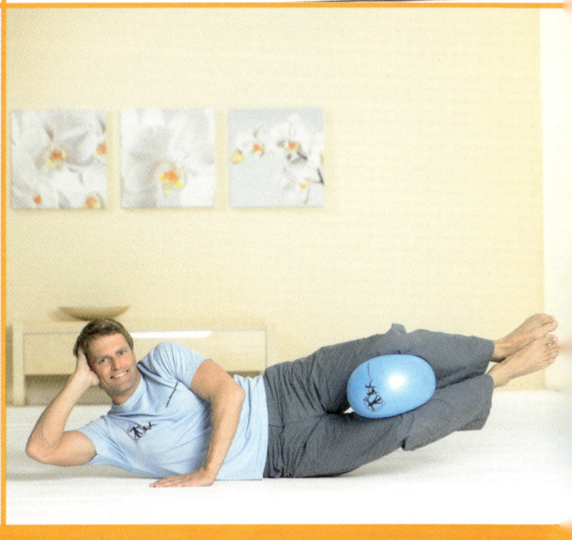

Body-Forming – Übung 17

So wirkt die Übung
Als letzte Body-Forming-Übung biete ich Ihnen eine sehr anspruchsvolle Variante. Mit dieser Übung gehen Sie tief in die Gesäßmuskulatur und trainieren zugleich die Oberschenkel und die Waden.

Folgende Partien werden mit dieser Übung trainiert

- Oberschenkel (Vorderseite)
- Gesäß
- Waden

So wird's gemacht
Aus der stehenden Grundposition stellen Sie den linken Fuß leicht versetzt vor den rechten. Platzieren Sie den DIDI-Balloon in der rechten Kniekehle und senken Sie den Oberkörper leicht nach unten ab, bis Sie den Ball einklemmen. Der Oberkörper bleibt gerade, die Arme verschränken Sie hinter dem Rücken und die Schultern ziehen Sie nach hinten zusammen. Verlagern Sie Ihren Schwerpunkt nach vorn, sodass das Knie über Ihrer Fußspitze steht. Gehen Sie dann mit dem Oberkörper auf und ab und versuchen Sie gleichzeitig das Becken mitzunehmen – Becken und Oberkörper gehen auf und ab. Beim Hochkommen ausatmen!

Tipp für Fortgeschrittene: Nach ca. zehn bis 15 Wiederholungen unten halten, Becken tief lassen, Oberkörper weiter nach vorn verlagern und die Fingerspitzen wie bei einem Sprintstart auf dem Boden ablegen. Nun noch den rechten Unterschenkel (gegen den Ballon drückend) und die linke Ferse so weit wie möglich anheben. Spannung halten oder – für die Topfitten – die Ferse zehnmal schnell hintereinander auf und ab bewegen.

So vermeiden Sie Fehler
Führen Sie die Bewegung langsam und kontrolliert aus und arbeiten Sie nicht mit zu viel Schwung. Versuchen Sie, so viele Wiederholungen wie möglich durchzuführen. Dabei den Oberkörper gerade halten und die Schultern hinten lassen. Den Schwerpunkt nach vorn verlagern. Atmen Sie gleichmäßig.

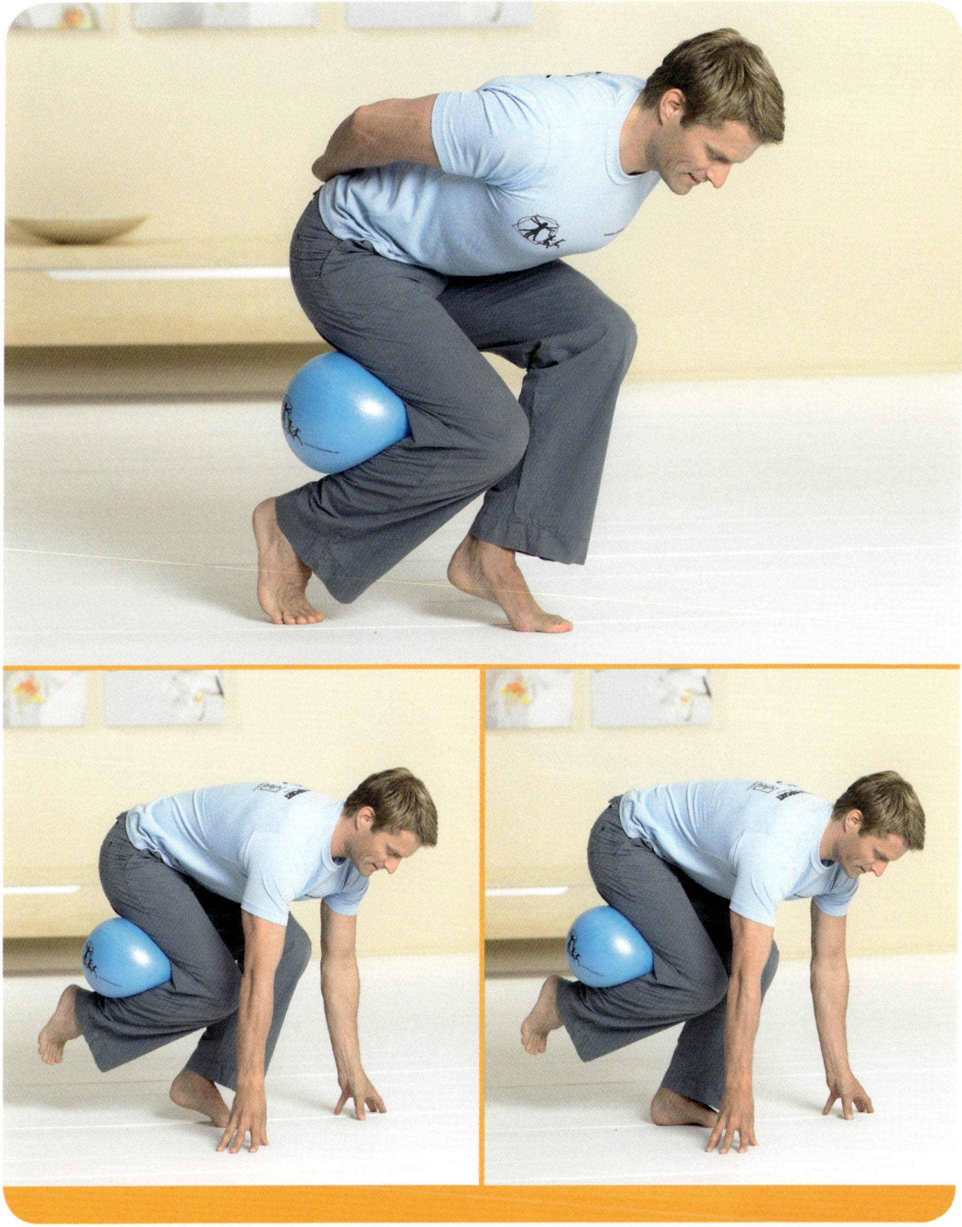

BODY-BALANCING

Die folgenden Übungen verbessern das Körperbewusstsein, entwickeln den Gleichgewichtssinn, die Kraftkoordination und die Tiefenmuskulatur. Je ruhiger und länger Sie die jeweiligen Stellungen halten, umso besser ist der intramuskuläre Effekt.

Body-Balancing – Übung 1

So wirkt die Übung

Die erste Übung ist ein ideales Warm-up und bereitet Sie gut auf die anderen Body-Balancing-Übungen vor. Sie verbessert Koordination und Körperbewusstsein – Sie werden den Unterschied im Alltag schon bald selbst spüren können. Gleichzeitig wird die Tiefenmuskulatur entwickelt: Leider ist intramuskuläres Training im Fitnessbereich immer noch die Ausnahme, während die Physiotherapie schon lange erkannt hat, welch enorme Bedeutung die Tiefenmuskeln für Haltung und Bewegungsapparat haben.

Mit dieser Übung

- verbessern Sie Koordination und Beweglichkeit
- wärmen Sie den ganzen Körper auf
- trainieren Sie Arme, Schulter, Brust, Bauch, Beine, Gesäß und Tiefenmuskulatur

So wird's gemacht

Stehen Sie mit leicht gebeugten Knien und spannen Sie das Gesäß an. Halten Sie den DIDI-Balloon in der linken Handfläche und strecken Sie den Arm nach vorn durch. Die rechte Hand ruht auf der Hüfte. Verlagern Sie nun das Körpergewicht auf das linke Bein und heben Sie das rechte Bein gestreckt ein wenig vom Boden ab. Kreisen Sie das Bein im Uhrzeigersinn und den Ballon gegen den Uhrzeigersinn. Führen Sie die Übung durch, bis Ihnen richtig warm wird. Pausieren Sie dann und wechseln Sie die Seite.

So vermeiden Sie Fehler

Achten Sie darauf, dass Sie mit Beinen und Armen gleichmäßig kreisen. Versuchen Sie, die Kreise allmählich immer größer werden zu lassen. Um das Gleichgewicht besser halten zu können, fixieren Sie einen Punkt auf dem Boden oder an der gegenüberliegenden Wand. Bleiben Sie entspannt! Das hilft, die Balance zu halten.

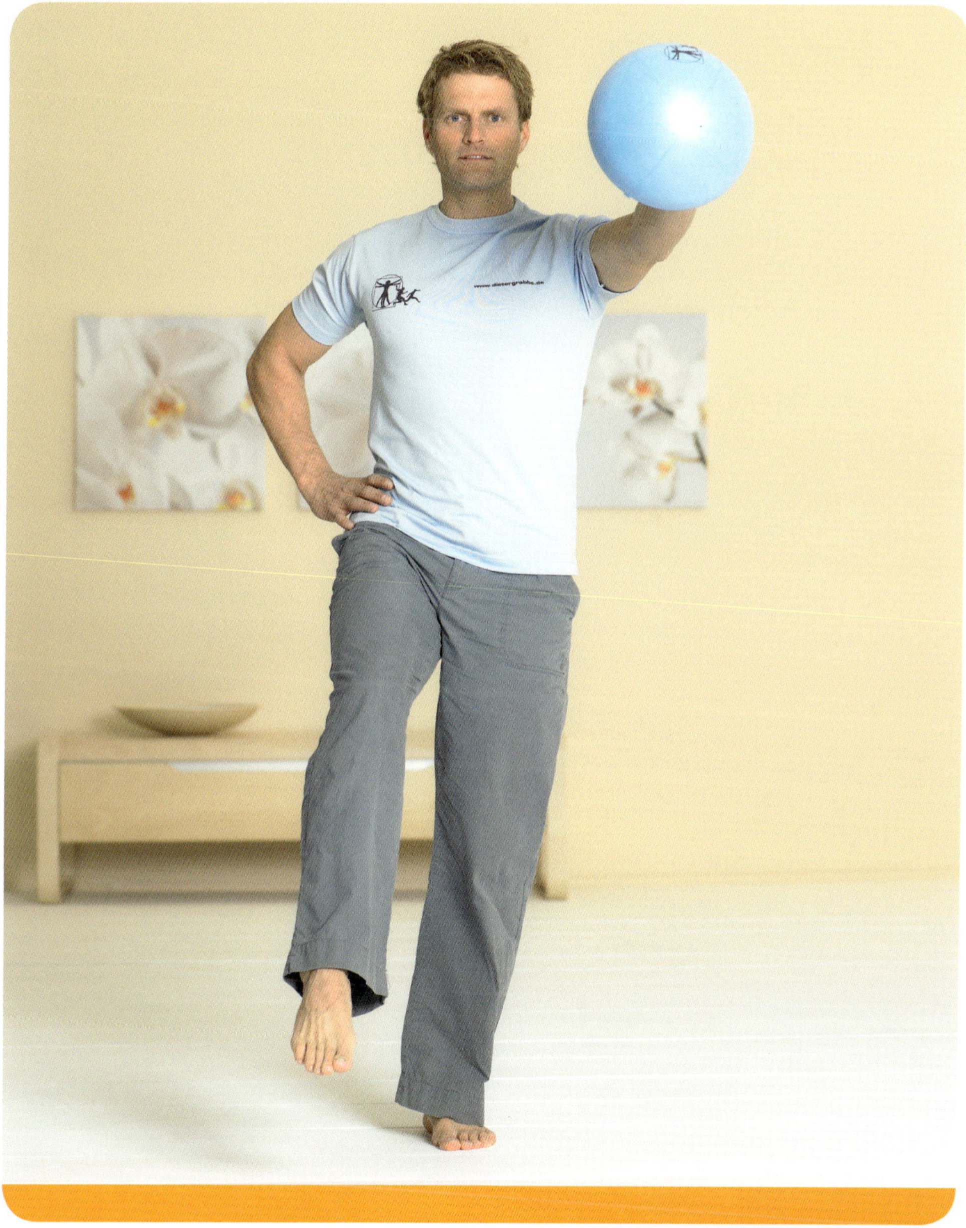

Body-Balancing – Übung 2

Mit dieser Übung trainieren Sie

- Gesäßmuskeln
- Oberschenkel und Waden
- Rücken, Schultern und Nacken

So wirkt die Übung

Diese Übung ist eine sehr gute Kraftkoordinationsübung und einfacher, als sie aussieht. Durch die seitlichen »Kippbewegungen« des Körpers wird eine Schwingung erzeugt, durch die sowohl Tiefenmuskulatur als auch Körperstatik optimal entwickelt werden können.

So wird's gemacht

Nehmen Sie eine angenehme Standposition ein. Die Oberschenkel sind hüftbreit geöffnet. Klemmen Sie den DIDI-Balloon zwischen Ihre Knie und üben Sie leichten Druck auf ihn aus. Beugen Sie nun Ihren Oberkörper leicht nach vorn und verlagern Sie Ihren Schwerpunkt nach hinten. Gehen Sie dabei ein wenig in die Knie. Verschränken Sie die Arme hinter dem Körper und ziehen Sie die Schulterblätter nach hinten. Verlagern Sie Ihren Schwerpunkt nun zur rechten Seite und heben Sie Ihren linken Fuß leicht vom Boden ab. Spannen Sie die Muskeln an, indem Sie Druck auf den Ballon ausüben. Halten Sie diese Position, so lange Sie können, und üben Sie dann auch mit der anderen Seite. Wenn möglich, mehrmals wiederholen.

Tipp: Um die Übung zu intensivieren, können Sie die Ferse des Fußes, der jeweils den Boden berührt, leicht anheben.

So vermeiden Sie Fehler

Gehen Sie nicht zu tief in die Knie: Die Knie sollten nicht über die Fußspitzen hinausragen.

Ziehen Sie die Schultern nach hinten und atmen Sie entspannt ein und aus.

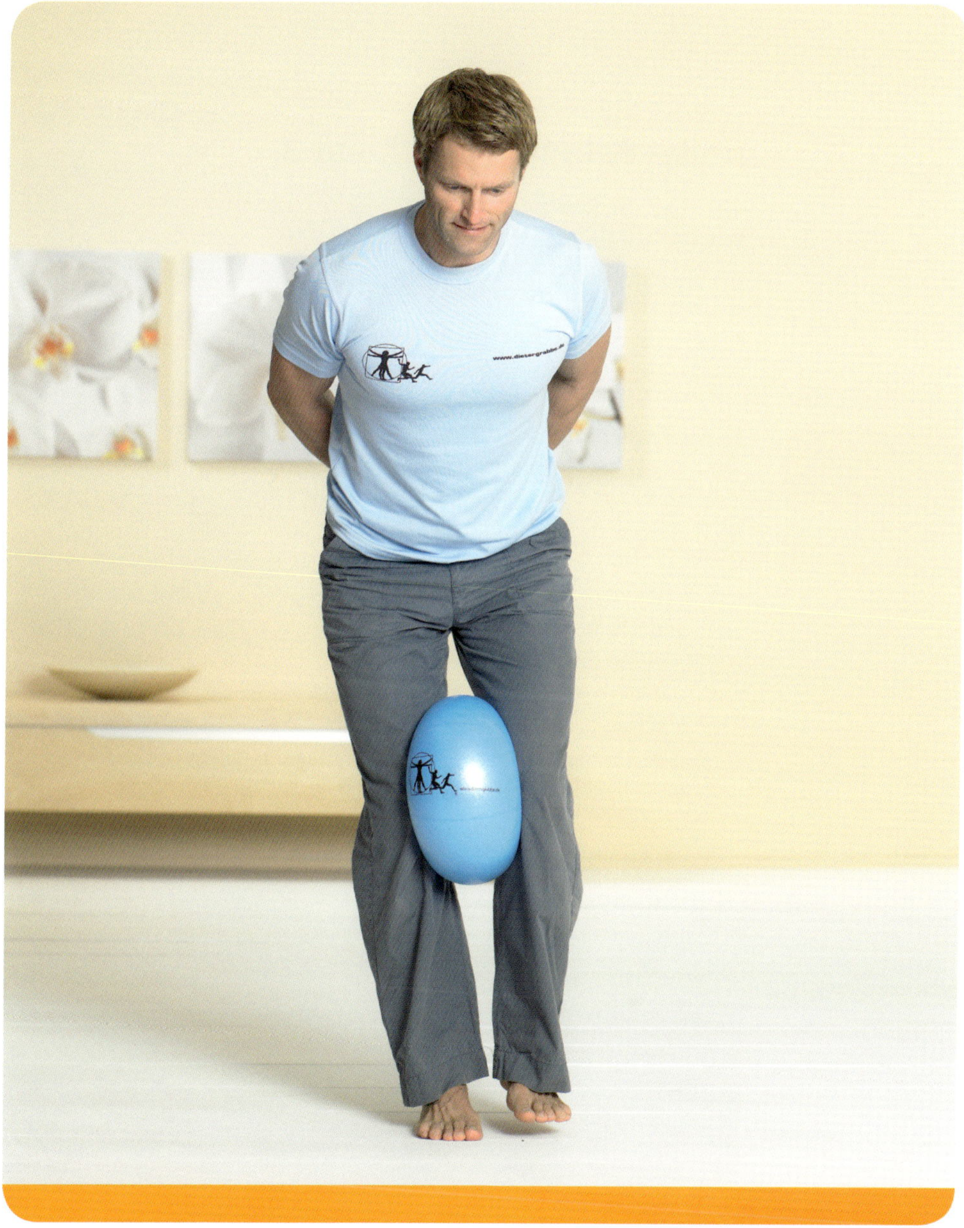

Body-Balancing – Übung 3

So wirkt die Übung

Die folgende Body-Balancing-Übung sieht leichter aus, als sie ist. Die Übung ist durchaus wirkungsvoll – nicht nur als Koordinationsübung, sondern auch als Warm-up. Sie ist darüber hinaus eine ausgezeichnete Gleichgewichtsübung und sorgt ganz nebenbei noch für schöne Beine.

Mit dieser Übung trainieren Sie

- Oberschenkel
- Waden
- Gleichgewichtssinn

So wird's gemacht

Nehmen Sie eine angenehme, stabile Standposition ein. Dazu sollten die Knie ein klein wenig gebeugt werden. Beugen Sie nun Ihren Oberkörper leicht nach vorn. Platzieren Sie den DIDI-Balloon zwischen Ihren Knien. Verlagern Sie Ihr Körpergewicht auf das linke Bein – der Oberkörperschwerpunkt verschiebt sich dadurch leicht nach links. Heben Sie dann langsam den rechten Unterschenkel an. Verschränken Sie die Arme für die Dauer der Übung hinter dem Rücken. Sobald Sie stehen können, ohne zu wackeln, können Sie die Übung noch intensivieren. Heben Sie dazu die linke Ferse an – oder anders ausgedrückt: Stellen Sie sich auf die Zehen. Halten Sie die Position so lange wie möglich und atmen Sie entspannt weiter. Wechseln Sie anschließend zum anderen Bein.

So vermeiden Sie Fehler

Der angehobene Unterschenkel bildet einen 90°-Winkel zum Oberschenkel. Die Fußspitze zeigt nach unten. Geben Sie nur leichten Druck auf den Ballon. Es geht hier nicht um Kraft, sondern um Gleichgewicht. Es fällt Ihnen leichter, die Balance zu halten, wenn Sie einen Punkt auf dem Boden fixieren.

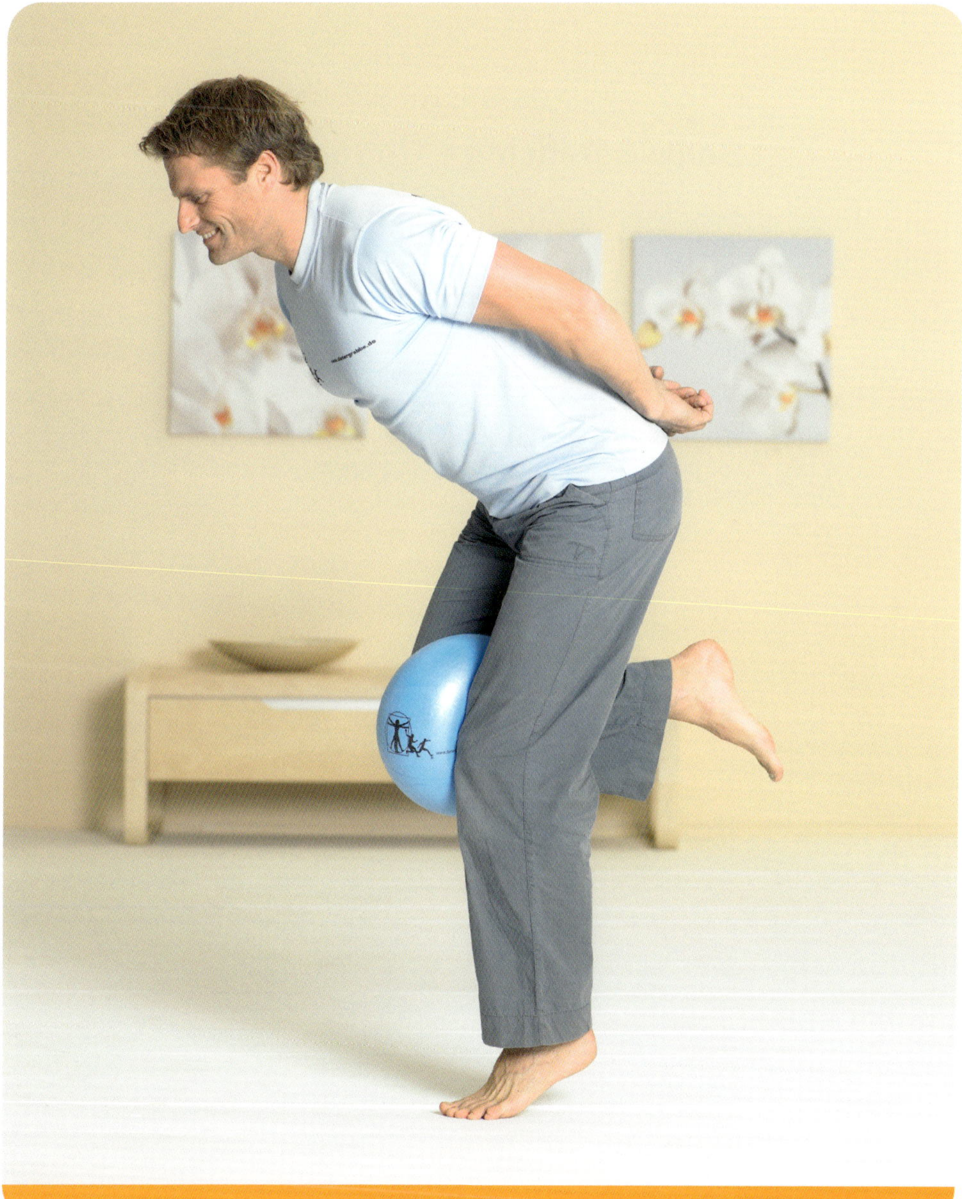

Body-Balancing – Übung 4

So wirkt die Übung
Die Übung ist eine sehr intensive Tiefenkräftigung. Sie stärkt die Körperhaltung und stabilisiert die ganze Wirbelsäule. Alle Muskeln werden auf sanfte Weise beansprucht, und zwar nicht nur oberflächlich, sondern auch in der Tiefe. Dadurch ist sie eine der besten Übungen für die Körperhaltung. Der Vorteil dieser Übung liegt in der Kombination der Muskelketten. Es werden vor allem die Muskelgruppen trainiert, die für eine optimale Haltung zuständig sind: Muskeln in Bauch, Gesäß und Rücken.

Mit dieser Übung trainieren Sie

- Unter- und Oberarme (Bizeps, Trizeps)
- Schultern (Vorder- und Rückseite), Nacken und Brust
- Gesäß, Ober- und Unterschenkel
- Rücken (Hals-, Brust- und Lendenwirbelsäule)
- Bauch

So wird's gemacht
Nehmen Sie den Vierfüßlerstand ein und platzieren Sie den DIDI-Balloon auf einer glatten, weichen Unterlage (Gymnastikmatte) mittig unter dem rechten Unterarm. Anfangs können Sie sich mit den Fingerspitzen am Boden abstützen, doch ideal ist es, wenn die Finger den Boden nicht berühren. Sobald Sie in dieser Stellung gut ausbalanciert sind, heben Sie langsam den rechten Oberschenkel an und strecken das Bein nach hinten. Heben Sie dann den linken Arm ab und strecken Sie ihn zur Seite. Halten Sie den Körper in dieser Stellung möglichst ruhig. Haben Sie Geduld, wenn das nicht gleich gelingt: Anfangs genügen wenige Sekunden, dann werden Sie sich allmählich steigern. Wechseln Sie anschließend die Seiten.

Beachten Sie: Wenn Sie über 85 kg wiegen, sollten Sie den Ballon durch den Grabbe-Ball ersetzen!

So vermeiden Sie Fehler

Das hintere Bein bleibt beim Strecken leicht gebeugt. Halten Sie im gestreckten Arm die Spannung auf Schulterhöhe. Das Becken sollte stabil bleiben und nicht nach oben ausweichen. Gehen Sie langsam in jede Phase der Stellung. Atmen Sie entspannt.

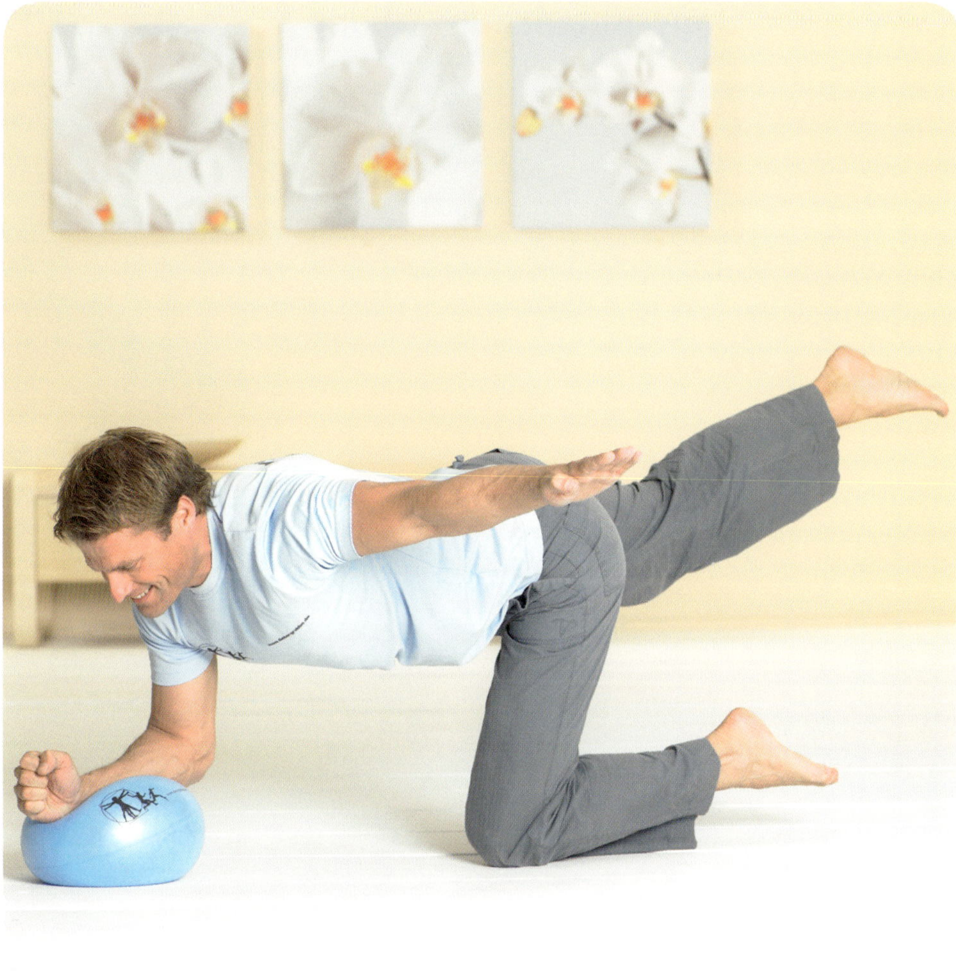

Body-Balancing – Übung 5

So wirkt die Übung

Die folgende Übung ist ein ideales Ganzkörpertraining – auch für zwischendurch. Sie kräftigt die Tiefenmuskulatur in vielen Körperbereichen und stabilisiert die Wirbelsäule. Im Gegensatz zur vorherigen Übung werden die Schwingungen des Ballons nicht vomUnterarm, sondern vom Unterschenkel ausgelöst, wodurch teilweise andere Muskeln beansprucht werden.

Mit dieser Übung trainieren Sie

- Oberarme (vor allem Trizeps)
- Vorderseite der Schultern und die Brust
- Gesäß und Oberschenkel
- Unterschenkelvorderseite
- den gesamten Rücken, die Wirbelsäule und die Bauchmuskeln

So wird's gemacht

Nehmen Sie den Vierfüßlerstand ein – die Hände sind dabei unter den Schultergelenken, die Knie stehen unter den Hüftgelenken und die Ellenbogen bleiben leicht gebeugt. Platzieren Sie den DIDI-Balloon unter Ihrem rechten Fußrücken. Sobald Sie die Stellung gut ausbalanciert haben, strecken Sie langsam das linke Bein nach hinten durch. Strecken Sie anschließend den rechten Arm nach rechts. Halten Sie die Position möglichst lange und wechseln Sie dann die Seite.

So vermeiden Sie Fehler

Atmen Sie entspannt ein und aus, während Sie die Position halten. Spannen Sie die Bauchmuskeln leicht an, der Blick geht Richtung Boden. Geben Sie nicht zu schnell auf – anfangs genügt es, die Stellung wenige Sekunden zu halten. Mit der Zeit werden Sie auch eine Minute oder länger schaffen.

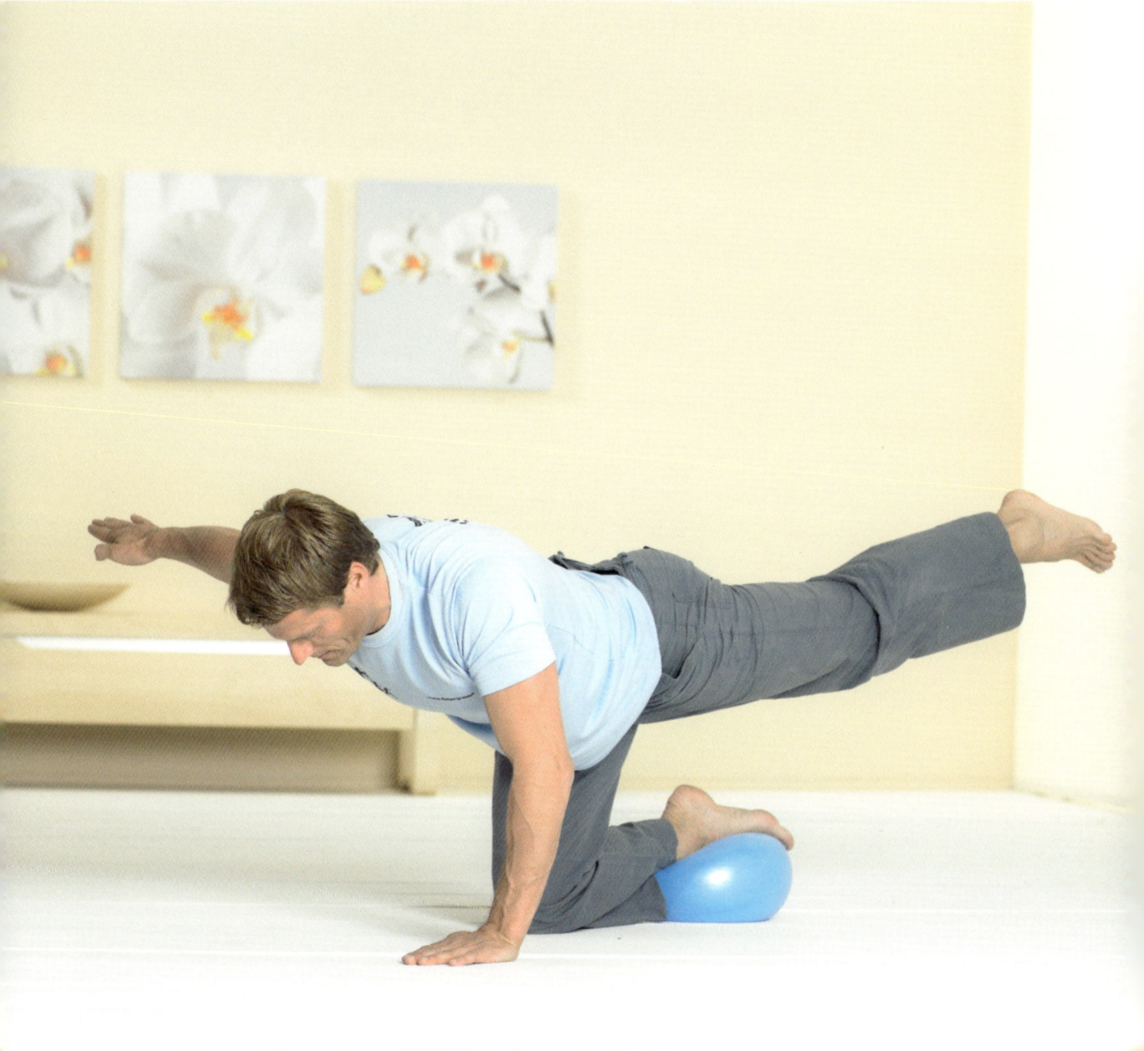

Body-Balancing – Übung 6

So wirkt die Übung

Die folgende Übung ist eine effektive Koordinationsübung, die man aber auch zum Aufwärmen nutzen kann. Sie ist eine Variante der ersten Body-Balancing-Übung, doch diesmal werden Arme und Beine nicht diagonal, sondern parallel trainiert. Die Übung entwickelt ein noch besseres Körperbewusstsein und schult das Gleichgewicht (übrigens nicht nur das äußere, sondern auch das innere). Zugleich wird die Tiefenmuskulatur gestärkt, wovon die ganze Körperhaltung profitiert.

Mit dieser Übung

- wärmen Sie Ihre Muskulatur vor sportlichen Aktivitäten auf
- trainieren Sie Schulter, Brust und Bauch
- kräftigen Sie Beine und Gesäß
- verbessern Sie Ihre Koordination

So wird's gemacht

Nehmen Sie eine stabile Standposition ein. Beugen Sie die Knie dazu ein wenig und spannen Sie das Gesäß an. Halten Sie den DIDI-Balloon in der linken Hand und strecken Sie den Arm nach vorn durch. Der Ballon wird dabei gerade nach vorne gehalten. Die rechte Hand liegt auf der Hüfte auf. Verlagern Sie nun das Körpergewicht auf das rechte Bein und heben Sie das linke Bein gestreckt vom Boden ab. Sobald Sie stabil stehen, kreisen Sie das Bein im Uhrzeigersinn und den Ballon gegen den Uhrzeigersinn. Anschließend kurz pausieren und die Seite wechseln.

So vermeiden Sie Fehler

Führen Sie gleichmäßige und allmählich größer werdende Kreise aus. Um das Gleichgewicht besser halten zu können, fixieren Sie einen Punkt auf dem Boden oder der gegenüberliegenden Wand.

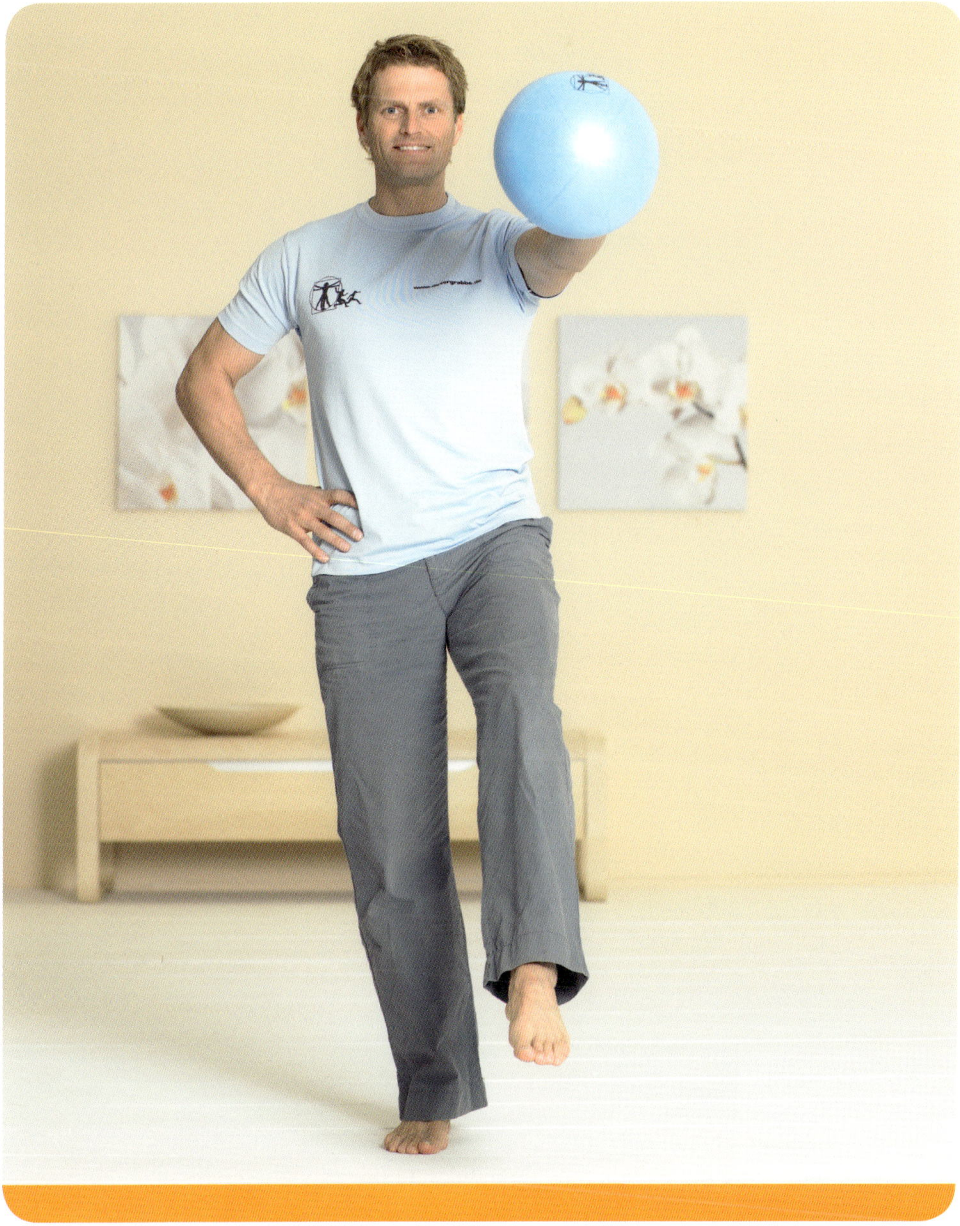

Body-Balancing – Übung 7

So wirkt die Übung

Die Übung ist eine Variante von Übung 4. Sie stabilisiert die Körperhaltung und gleicht Fehlstellungen im Bereich der Wirbelsäule aus. Durch das Halten der Gleichgewichtsposition werden die gelenknahen Muskeln sanft, aber wirkungsvoll trainiert.

Mit dieser Übung trainieren Sie

- Unter- und Oberarme (Bizeps, Trizeps)
- Schultern (Vorder- und Rückseite), Nacken und Brust
- Gesäß, Ober- und Unterschenkel
- Rücken (Hals-, Brust- und Lendenwirbelsäule)
- Bauch

So wird's gemacht

Nehmen Sie den Vierfüßlerstand ein und platzieren Sie den DIDI-Balloon unter dem rechten Unterarm. Anfänger können sich mit den Fingerspitzen zunächst noch am Boden abstützen. Sobald Sie gut im Gleichgewicht sind, heben Sie den linken Oberschenkel an und strecken das Bein nach hinten. Wenn Ihnen das ohne Wackeln gelingt, heben Sie den linken Arm und strecken ihn waagerecht zur Seite. Halten Sie den Körper in der Endstellung so ruhig wie möglich. Doch denken Sie daran: Nur Übung macht den Meister! Steigern Sie allmählich die Haltezeit von wenigen Sekunden auf bis zu einer Minute oder darüber hinaus. Wechseln Sie dann die Seite.

Beachten Sie: Wenn Sie mehr als 85 kg wiegen, sollten Sie den Ballon besser durch den Grabbe-Ball ersetzen!

So vermeiden Sie Fehler

Strecken Sie das hintere Bein komplett durch. Halten Sie die Spannung. Achten Sie darauf, dass Ihr Becken dabei so wenig wie möglich nach oben ausweicht. Falls Sie mit der Stellung Probleme haben sollten, üben Sie zunächst ohne DIDI-Ballon.

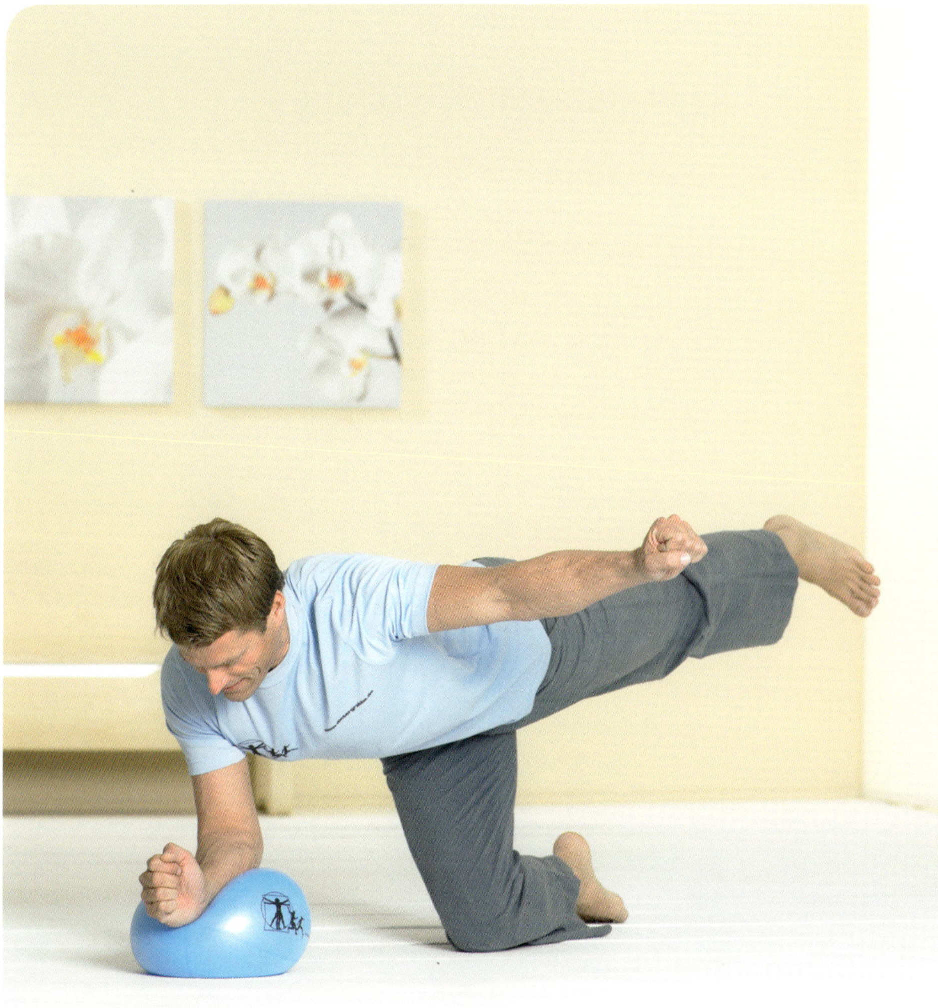

BODY-RELAXATION

Diese Übungen schließen die Trainingseinheit ab und sorgen für eine gründliche, tiefe Entspannung. Hier ist es besonders wichtig, zu spüren, zu genießen und dem Stress Lebewohl zu sagen.

Body-Relaxation – Übung 1

So wirkt die Übung

Die erste Entspannungstechnik zielt darauf ab, Blockaden in Schultern und Nacken zu lösen. Ungünstige Körperhaltungen, ob am Schreibtisch, am Computer oder im Alltag, können leicht zu Verspannungen führen. Doch Sie müssen nicht gleich den Orthopäden aufsuchen! Die Kombination aus Entspannung und Bewegung wirkt oft Wunder. Die folgende Übung können Sie immer wieder zwischendurch ausführen, um die Durchblutung in Schultern und Nacken sanft anzuregen, Stoffwechselablagerungen abzubauen und energetische Blockaden zu lösen.

So wird's gemacht

Legen Sie sich entspannt auf den Rücken, die Arme sind seitlich ausgestreckt und die Handflächen zeigen nach oben. Stellen Sie die Füße auf – falls es für Sie bequemer ist, können Sie sie auch ausgestreckt lassen – und platzieren Sie den DIDI-Balloon in einer angenehmen Position unter dem Kopf. Schließen Sie die Augen, entspannen Sie sich und atmen Sie tief in den Bauch. Führen Sie nun leichte, langsame Resonanzbewegungen aus, indem Sie den Hinterkopf sanft und gleichmäßig gegen den Ballon drücken und wieder lockerlassen. Wiederholen Sie diese Bewegung einige Male ganz entspannt.

Tipps für eine tiefe Entspannung

Achten Sie darauf, dass Ihr Kopf in einer bequemen Position liegt. Lassen Sie sein Gewicht bewusst vom Ballon tragen. Atmen Sie entspannt durch die Nase und verlängern Sie allmählich das Ausatmen: Atmen Sie rund vier Sekunden ein und acht Sekunden aus. Bleiben Sie nach einigen federnden Bewegungen gegen den Ballon ganz still liegen und spüren Sie die Schwere Ihres Kopfes.

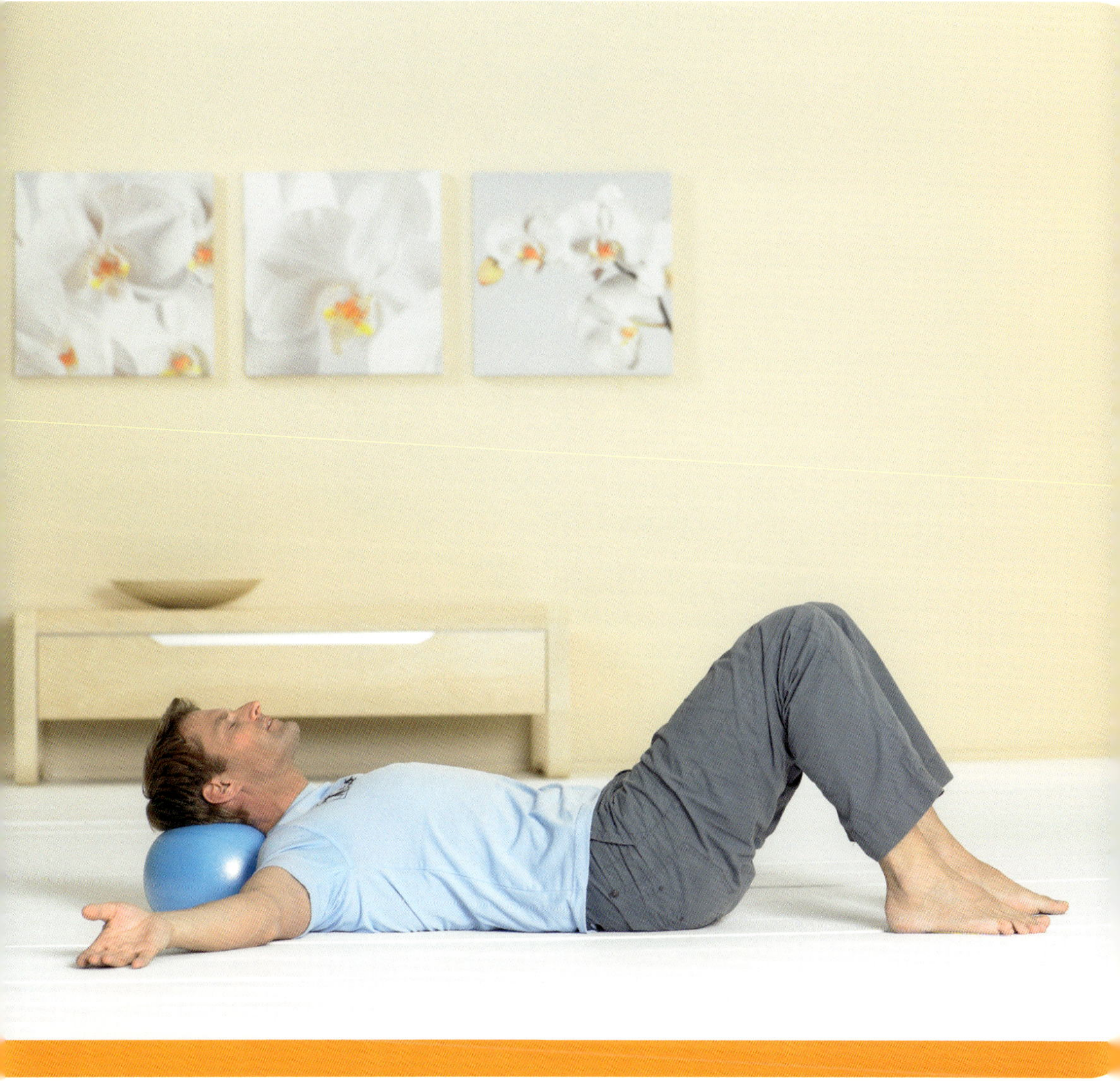

Body-Relaxation – Übung 2

So wirkt die Übung

Die folgende Übung entspannt vor allem den unteren Rücken – genauer gesagt die Lendenwirbelsäule und das Iliosakralgelenk. Gerade Becken und unterer Rücken sind oft verspannt und/oder blockiert. Durch die Resonanzbewegungen entsteht Wärme, die sich entspannend und lösend auf den ganzen unteren Rückenbereich auswirkt. Durch die Übung wird das neuromuskuläre System harmonisiert und Stoffwechselschlacken werden leichter ausgeschieden. Nicht zuletzt verbessert die Übung die Sensibilität für Becken und unteren Rücken und beugt somit Haltungsschäden vor.

So wird's gemacht

Legen Sie sich entspannt auf den Rücken und platzieren Sie den DIDI-Balloon in einer angenehmen Position unter Ihrem Becken. Strecken Sie die Arme locker zur Seite aus oder legen Sie die Hände an die Hüfte. Stellen Sie die Füße auf, sodass die Beine angewinkelt sind. Stützen Sie Ihr Gewicht zunächst noch teilweise mit Füßen und Armen ab und führen Sie dann rollende Auf- und Abwärtsbewegungen mit dem Becken gegen den Ballon aus. Geben Sie immer mehr Gewicht an den Ballon ab und entspannen Sie bewusst die Rücken- und Beckenbodenmuskulatur. Sie können gerne zusätzlich ein wenig mit dem Becken »spielen«. Hierzu einfach langsam und gleichmäßig das Becken vor- und zurückkippen, dann in kreisende Bewegungen übergehen und dann wieder entspannen.

Beachten Sie: Führen Sie die Übung nur in Jogginghosen o.ä. aus – spitze Gegenstände wie Jeansnieten oder Gürtel dürfen den Ballon nicht berühren. Falls Sie über 85 kg wiegen, sollten Sie den Ballon durch den Grabbe-Ball ersetzen.

Tipps für eine tiefe Entspannung

Schließen Sie die Augen und atmen Sie tief in den Bauch. Gehen Sie langsam und vorsichtig in die Entspannungsposition hinein. Überlassen Sie Ihr Gewicht allmählich dem Ballon.

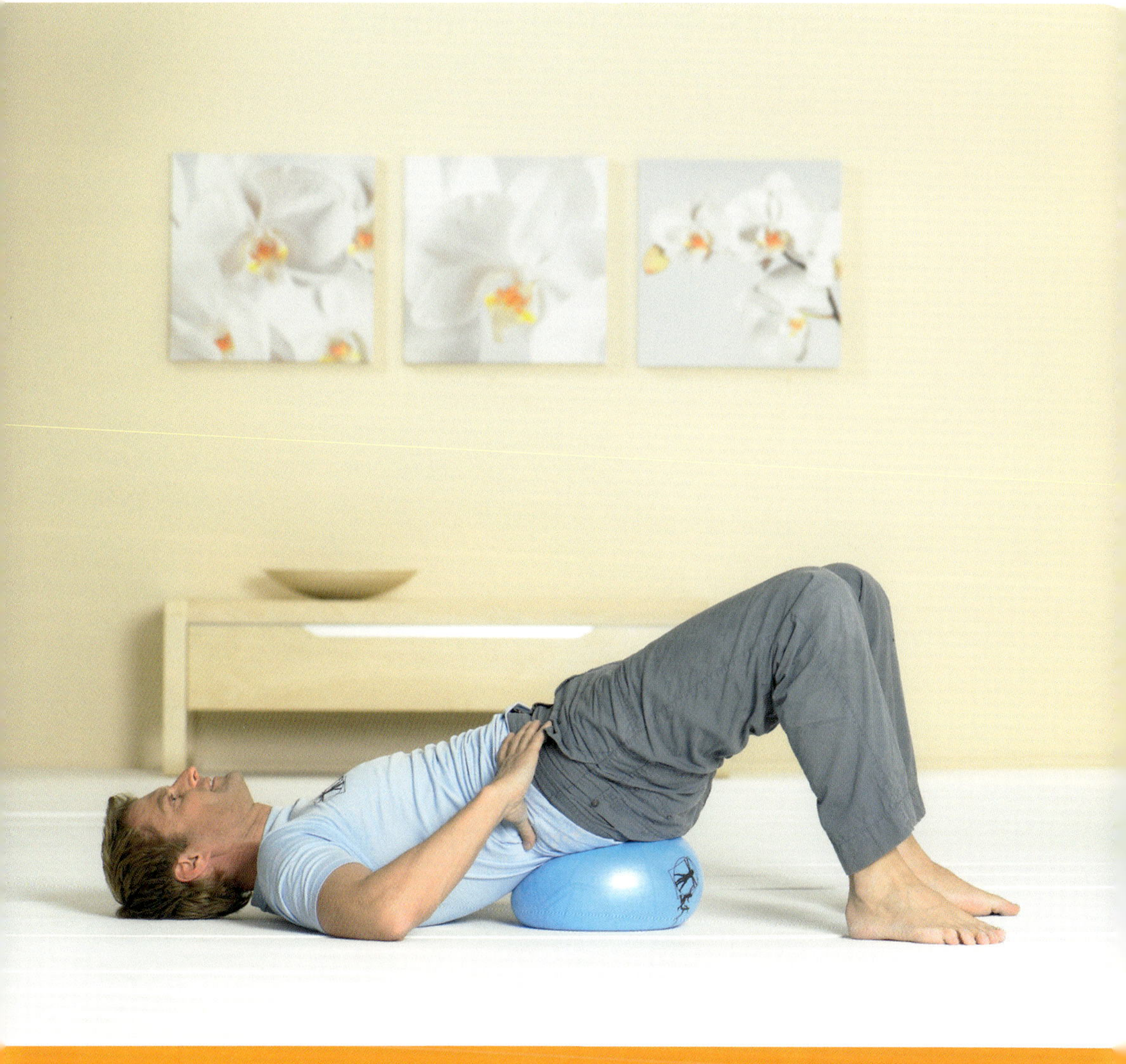

Body-Relaxation – Übung 3

So wirkt die Übung

Die folgende Übung dient dazu, Becken, Lendenwirbelsäule und Iliosakralgelenk zu entlasten und Blockaden in der Körpermitte aufzulösen. Die bei der Übung erzeugten Schwingungen lösen Druck und Spannungen, regen die Durchblutung an und verbessern die Sauerstoffversorgung.

So wird's gemacht

Wählen Sie eine glatte Unterlage (Gymnastikmatte) und legen Sie sich auf den Rücken. Stellen Sie die Füße auf, heben Sie das Becken und platzieren Sie den DIDI-Balloon genau darunter. Achten Sie darauf, dass keine spitzen Gegenstände (Nieten, Gürtel) mit dem Ballon in Kontakt kommen. Legen Sie die Arme seitlich mit den Handflächen nach unten ab und stützen Sie mit ihnen einen Teil Ihres Gewichts. Schließen Sie die Beine und führen Sie erst den einen, dann auch den anderen Oberschenkel langsam Richtung Oberkörper – die Beine sind dabei angewinkelt. Schwingen Sie nun langsam und gleichmäßig mit beiden Oberschenkeln in Richtung Brustkorb – winzige, federnde Bewegungen genügen vollkommen. Sie dürfen gerne die Hände in die Kniekehlen nehmen, um die Mobilisation zu verstärken.

Beachten Sie: Falls Sie über 85 kg wiegen, sollten Sie den Ballon durch ein großes Kissen oder den Grabbe-Ball ersetzen!

Tipps für eine tiefe Entspannung

Gehen Sie sehr langsam in die Position und lösen Sie sie ebenso behutsam wieder. Schließen Sie die Augen und geben Sie immer mehr Gewicht an den Ballon ab, indem Sie mit den Armen immer weniger gegen den Boden drücken. Richten Sie Ihr Bewusstsein ganz auf die kleinen, lockernden Bewegungen – vergessen Sie für die Dauer der Übung alle belastenden Gedanken.

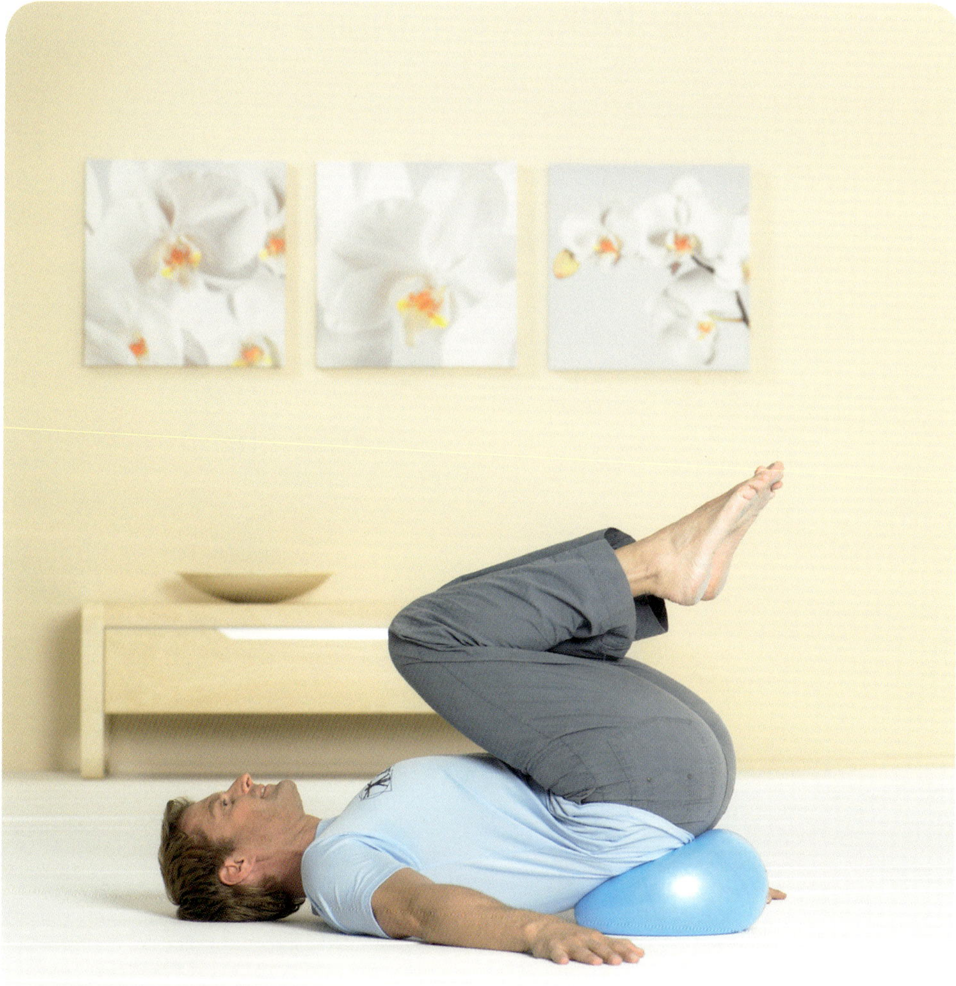

Body-Relaxation – Übung 4

So wirkt die Übung

Die folgende Übung ist sowohl eine gute Entspannungs- als auch eine ausgezeichnete Dehnübung. Gerade wenn Sie häufig an Rückenschmerzen leiden oder viel Zeit sitzend verbringen, sollten Sie sie regelmäßig in Ihren Alltag einbauen. Die Technik hilft gut gegen Schmerzen in der Lendenwirbelsäule und löst Blockaden im Iliosakralgelenk. Darüber hinaus werden Oberschenkel und Gesäß sanft gedehnt und die Flexibilität in diesem Bereich erhöht.

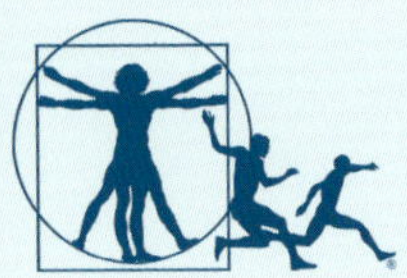

So wird's gemacht

Die Übung lässt sich gut mit Übung 3 kombinieren. Die Ausgangsstellung ist die gleiche: Sie liegen auf dem Rücken, der DIDI-Balloon ist unter Ihrem Becken platziert. Bei dieser Variante ziehen Sie jedoch nur einen Oberschenkel möglichst nah zum Brustkorb – umfassen Sie dazu mit Ihren Händen die Kniekehle und üben Sie sanften Zug aus. Den anderen Oberschenkel senken Sie dann langsam Richtung Boden – das Bein sollte dabei so gestreckt wie möglich sein, zugleich aber vollkommen entspannt bleiben. Halten Sie die Stellung, solange es Ihnen angenehm ist, und wechseln Sie dann die Seite.

Beachten Sie: Ein Großteil Ihres Körpergewichts ruht bei dieser Übung auf dem Ballon. Falls Sie über 85 kg wiegen, sollten Sie den Ballon daher durch ein großes Kissen oder den Grabbe-Ball ersetzen!

Tipps für eine tiefe Entspannung

Führen Sie alle Bewegungen sehr langsam und sanft durch. Vermeiden Sie auf dem Ballon grundsätzlich ruckartige, schnelle Bewegungen. Legen Sie das jeweils gestreckte Bein mit der Ferse auf dem Boden ab. Schließen Sie die Augen, lassen Sie den Atem fließen und bleiben Sie mit Ihrer Aufmerksamkeit ganz bei der Übung.

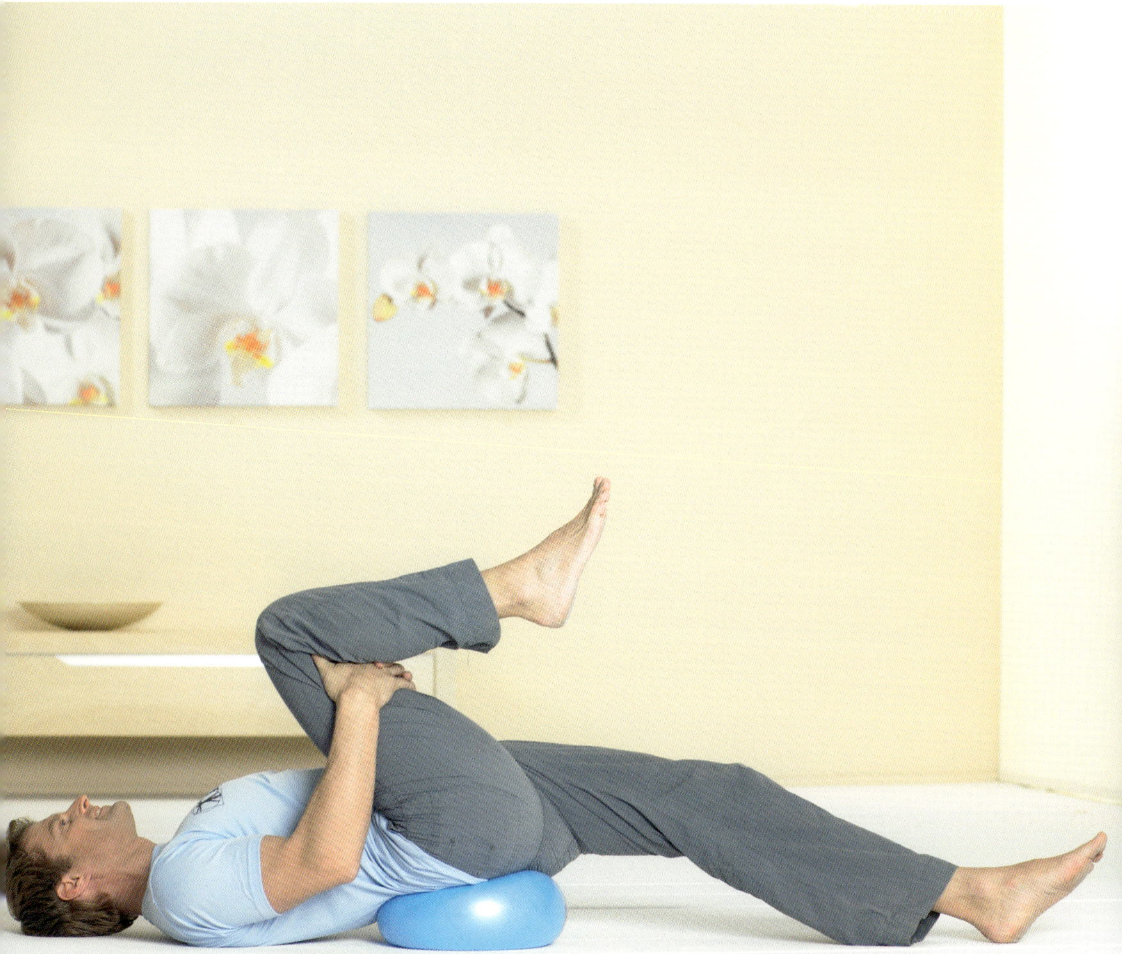

Body-Relaxation – Übung 5

So wirkt die Übung

Die folgende Übung ist wunderbar entspannend – sowohl für den Körper als auch für die Seele. Sie ist eine Variante der »Krokodilübung«, die Sie vielleicht aus dem Yoga kennen. Die sanfte Technik entspannt die gesamte Wirbelsäule und baut Verspannungen in Schultern, Nacken, Rücken und Becken ab. Darüber hinaus wird die Wirbelsäule mobilisiert – das erhöht Ihre Beweglichkeit und wirkt sich günstig auf den gesamten Bewegungsapparat aus. Last but not least wird auch die Atmung und damit die Sauerstoffaufnahme aktiviert.

So wird's gemacht

Legen Sie sich auf den Rücken. Ziehen Sie die Beine an und stellen Sie die Füße auf. Platzieren Sie nun den DIDI-Balloon zwischen Ihren Knien. Strecken Sie die Arme seitlich aus und drehen Sie die Handflächen nach unten. Führen Sie nun eine sehr langsame Gegendrehbewegung durch: Dazu neigen Sie die Oberschenkel zur rechten Seite und drehen Ihren Kopf gleichzeitig nach links. Dann zur Mitte zurückkommen und entgegengesetzt drehen – Beine nach links, Kopf nach rechts. Wiederholen Sie dies einige Male – achten Sie darauf, dass die Oberschenkel geschlossen bleiben und spannen Sie den Bauch während der Übung leicht an. Sie können gerne die untere Position eine Zeit lang halten und sich nur noch auf die Tiefenatmung konzentrieren.

Tipps für eine tiefe Entspannung

Führen Sie die Bewegung sehr langsam und gleichmäßig aus. Synchronisieren Sie die Bewegung mit dem Atem: Wenn Sie zur Mitte kommen, atmen Sie aus und spannen dabei leicht den Bauch an. Atmen Sie ein, wenn Sie den Kopf und die Beine zur Seite drehen, und spüren Sie Ihren Körper jetzt ganz bewusst.

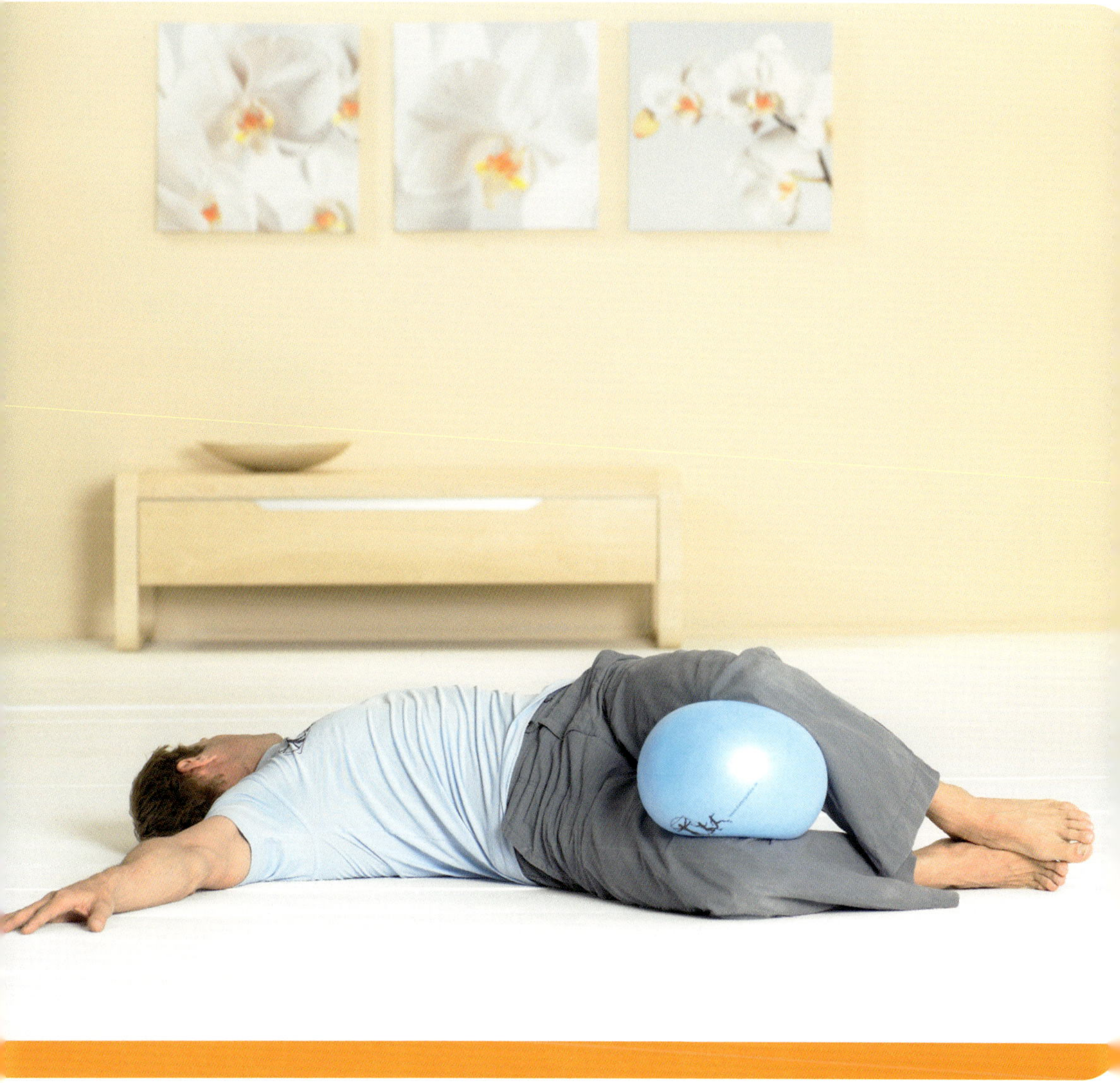

Body-Relaxation – Übung 6

So wirkt die Übung

Die folgende Übung entspannt den gesamten unteren Körper: Die wohltuenden Schwingungen, die Sie dabei erzeugen, übertragen sich auf Knie, Becken, Oberschenkel und sogar die Wirbelsäule. Durch die kleinen, lösenden Bewegungen werden die Muskeln gelockert, die Blutversorgung verbessert und Stoffwechselschlacken schneller abtransportiert. Die Übung ist übrigens ideal für alle, die viel stehen müssen und/oder an Krampfadern und Venenproblemen leiden.

So wird's gemacht

Legen Sie sich bequem auf den Rücken. Schließen Sie die Augen und legen Sie die Arme entspannt neben dem Körper ab. Strecken Sie die Beine aus und platzieren Sie den DIDI-Balloon in der Kniekehle. Falls Sie noch einen zweiten Ballon haben, schieben Sie diesen unter den Kopf – ein kleines Kissen tut es auch. Achten Sie darauf, dass Beine und Füße geschlossen sind. Ziehen Sie die Fußspitzen langsam zum Oberkörper und strecken Sie sie dann wieder aus. Wiederholen Sie diese Auf- und Abwärtsbewegung der Füße einige Male und lassen Sie diese dann entspannt liegen. Nun schwingen Sie mit beiden Kniekehlen langsam auf dem Ballon auf und ab.

Tipps für eine tiefe Entspannung

Lassen Sie den Atem fließen und genießen Sie die Schwingungen, die sich vom Ballon auf Ihren Körper übertragen. Falls es zu anstrengend wird, lassen Sie die Oberschenkel kurz entspannt liegen und wiederholen Sie die Bewegungen der Füße und der Knie dann noch einmal. Achten Sie darauf, dass Ihr Kopf nicht zu weit nach unten gebeugt ist und möglichst bequem liegt.

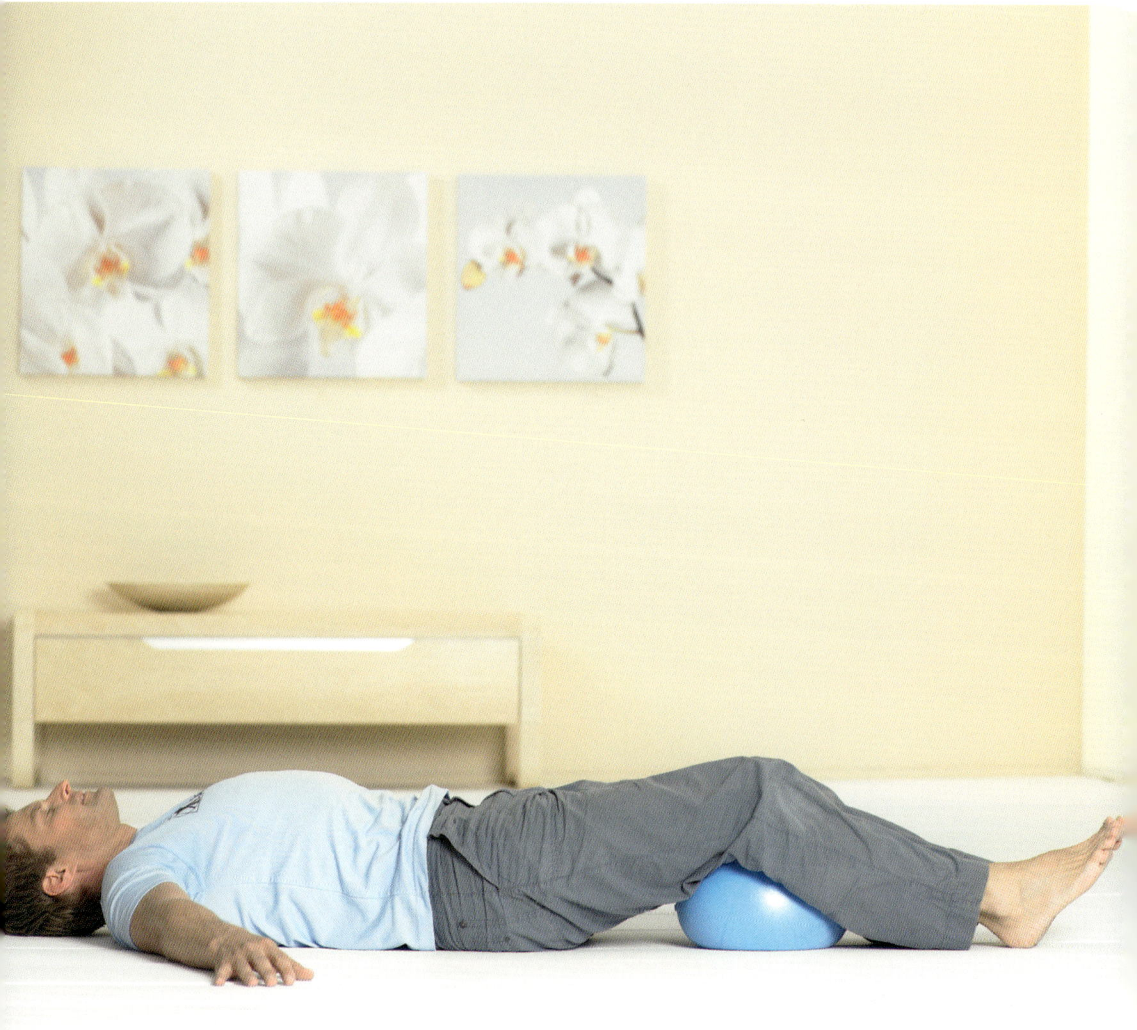

BALLOONING

Die besten Programme

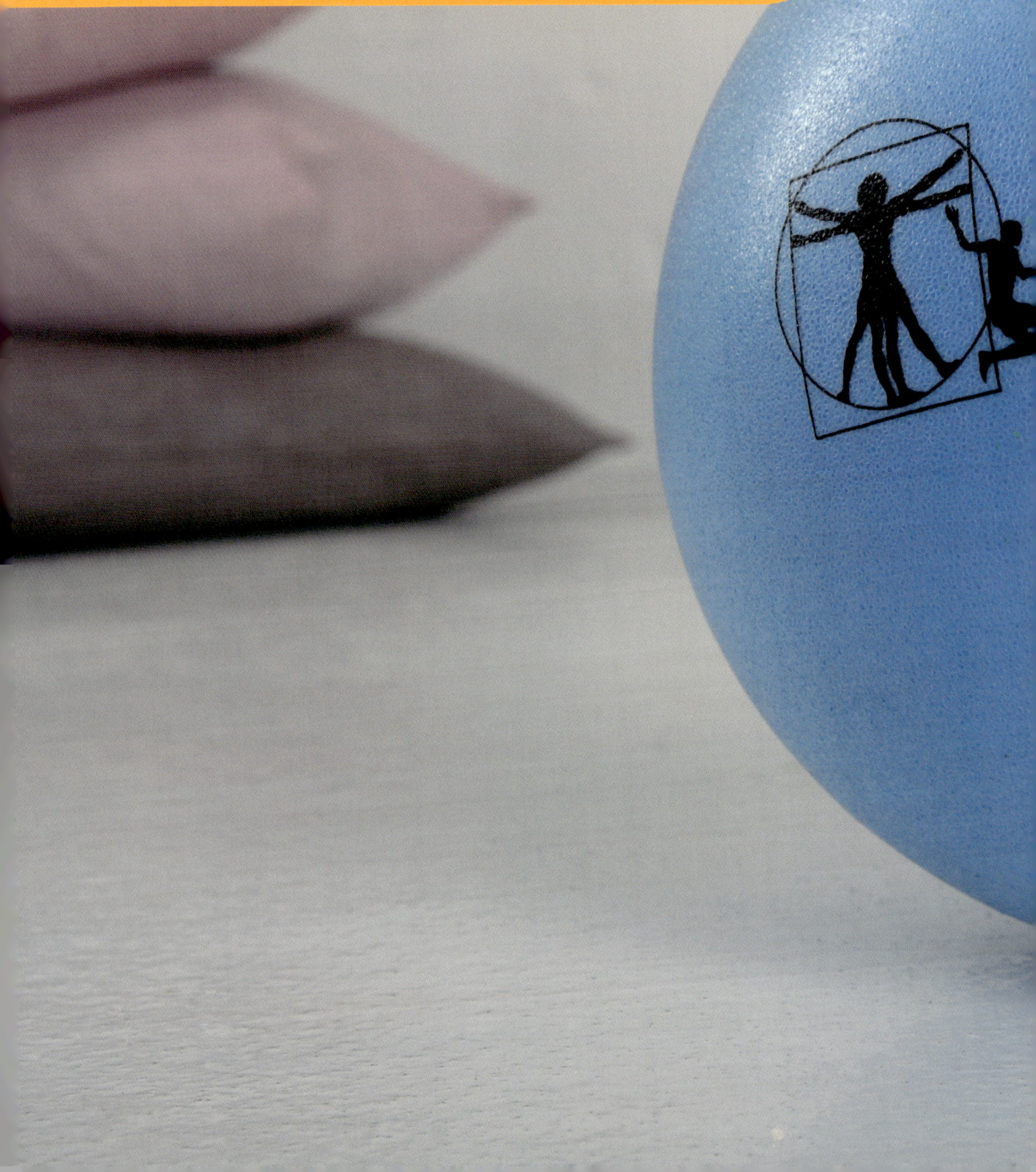

Gehen Sie mit den *Ballooning*-Übungen frei und kreativ um. Denken Sie daran: Sie können nichts verkehrt machen, solange Sie nicht übertreiben. *Ballooning* ist ein spielerisches Training, bei dem Sie Spaß haben und auf keinen Fall verbissen vorgehen sollten. Prinzipiell können Sie jede Übung mit dem DIDI-Balloon als Einzelübung ausführen – einfach zwischendurch, um ein wenig Bewegung in Ihren Alltag zu bringen oder Ihre Muskeln zu lockern. Wenn Sie *Ballooning* gezielt als Fitnesstraining anwenden wollen, sollten Sie dazu jedoch mehrere Übungen in Folge durchführen.

Wichtig: Alle drei Säulen des Trainings sollten zur Anwendung kommen. Suchen Sie also sowohl Übungen aus dem Bereich Body-Forming als auch einige Body-Balancing- und Body-Relaxation-Techniken aus. Indem Sie jeweils ein bis zwei Übungen aus den drei Kategorien auswählen, haben Sie schnell ein alltagstaugliches Programm zusammengestellt, für das Sie nur rund zehn Minuten Zeit brauchen.

Im Folgenden stelle ich Ihnen einige spezielle Programme vor. Die einfachen dauern nur wenige Minuten, die anspruchsvollen etwas länger. Doch auch hier gilt: Gehen Sie spielerisch mit den Programmen um – wenn Sie einmal weniger Zeit haben, überspringen Sie einfach die eine oder andere Übung. Ideal wäre es, wenn Sie sich drei- bis viermal in der Woche etwas Zeit für den DIDI-Balloon nehmen könnten.

Tipp: Für alle, die oft in Eile sind, gilt, dass es immer besser ist, wenige Übungen konzentriert und bewusst durchzuführen, als viele hastig und oberflächlich. Ziel von *Ballooning* ist es, Stress abzubauen, und nicht, Stress zu erzeugen. Um *Ballooning* zu einem festen Bestandteil in Ihrem Alltag werden zu lassen, sollten Sie regelmäßig trainieren – nach dem Motto: besser eine Übung als keine. Also bei Zeitmangel ist es besser, wenige Übungen durchzuführen, als das Training ganz ausfallen zu lassen.

Easy Fitness für Couchpotatoes

Das erste Programm ist ideal für Einsteiger und alle, die ihre Zeit lieber auf dem Sofa als im Fitnessstudio verbringen. Gerade sie sollten zwischendurch unbedingt für Bewegung sorgen, denn: Bewegungsmuffel haben oft ein schwaches Immunsystem, leiden eher an Übergewicht und Rückenschmerzen und kommen meist schon bei kleinen Anstrengungen ins Keuchen. Das muss nicht sein! Das folgende Programm macht Sie schnell fit, erhöht Ihre Beweglichkeit, strafft Ihre Muskeln und schützt Ihre Gesundheit.

Führen Sie die Übungen in folgender Reihenfolge durch:

- **Body-Forming:** Übung 2, 5, 9, 10, 11 und 16
- **Body-Balancing:** Übung 1, 2 und 4
- **Body-Relaxation:** Übung 1, 2 und 6

Beachten Sie

- Führen Sie jede Übung nur einmal aus, und zwar so lange, bis der jeweilige Muskel ermüdet. Dann kurz pausieren und zur nächsten Übung weitergehen.
- Muten Sie sich anfangs nicht zu viel zu. Beachten Sie Ihre Grenzen und bedenken Sie: In kleinen Schritten kommen Sie auf Dauer schneller zum Erfolg.
- Nutzen Sie *Ballooning* als Einstieg in ein aktiveres, energievolleres Leben: Gehen Sie öfter spazieren, steigen Sie aufs Rad, benutzen Sie die Treppe statt den Aufzug und vermeiden Sie fettes oder zuckerhaltiges Essen.

Fitness-Programm für Allrounder

Für alle, die das Einsteigerprogramm mindestens drei bis vier Wochen durchgehalten haben, folgt nun das Programm für Fortgeschrittene. Es ist auch ideal für Menschen, die ohnehin schon sportlich aktiv sind und in ihrer Freizeit joggen, Tennis spielen oder sich anderweitig betätigen. Durch die *Ballooning*-Übungen können Sie Ausdauersportarten optimal ergänzen, etwas für Ihre Haltung, Ihr Körpergefühl und Ihre gesamte Muskulatur – insbesondere die Tiefenmuskulatur – tun und so rundum fit werden.

Führen Sie die Übungen in folgender Reihenfolge durch:

- **Body-Forming:** Übung 1, 3, 5, 8, 12, 15 und 16
- **Body-Balancing:** Übung 1, 2, 5 und 6
- **Body-Relaxation:** Übung 1, 3, 4 und 6

Beachten Sie

- Sie können ruhig einmal an Ihre Grenzen gehen – doch auch wenn Sie über eine gute Fitness verfügen: Übertreiben Sie nicht.
- Führen Sie jede Übung nur einmal aus und gönnen Sie sich zwischendurch Pausen, damit Ihr Körper die Reizimpulse verarbeiten kann.
- Wenn Sie *Ballooning* als Warm-up vor dem Joggen oder einer Partie Tennis einsetzen, sollten Sie vor allem Body-Balancing-Übungen wählen.

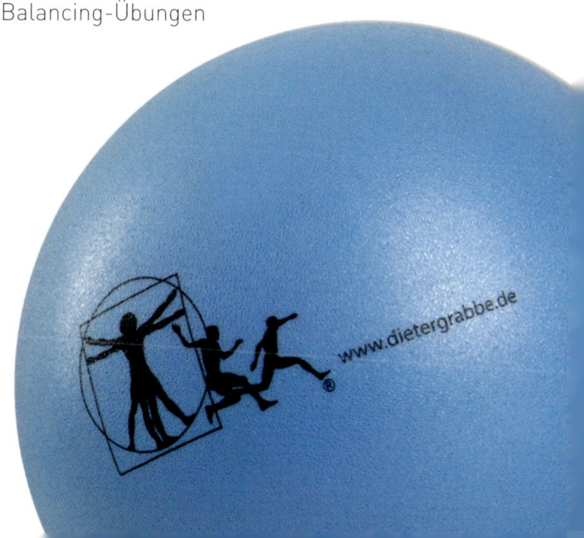

Topfit-Programm für Geübte

Ab der zwölftenTrainingswoche können Sie noch einen Gang höher schalten und das folgende Programm durchführen. Es eignet sich auch ausgezeichnet für Sportler und »Fitnessfreaks«. Selbst wenn Sie sehr gut durchtrainiert sind und sich im Fitnessstudio oder durch Ausdauersport fit halten – durch *Ballooning* können Sie noch einen Schritt weiterkommen. Leistungssportler staunen oft, wie intensiv das Training mit dem Ballon werden kann. Kein Wunder – schließlich hängt die Intensität beim *Ballooning* immer vom persönlichen Leistungspegel ab. Jeder wird so gefordert, wie es seinem Niveau entspricht. Zudem entwickelt *Ballooning* die Tiefenmuskulatur wie kaum eine andere Sportart. Auch Aspekte wie Körperbewusstsein, Tiefenentspannung und gute Laune sind eindeutige Pluspunkte von *Ballooning*. Lassen Sie sich also überraschen!

Führen Sie die Übungen in folgender Reihenfolge durch:

- **Body-Forming:** Übung 2, 4, 6, 7, 8, 12, 13, 16 und 17
- **Body-Balancing:** Übung 4, 7, 5 und 3
- **Body-Relaxation:** Übung 6, 5, 4 und 1

Beachten Sie

- *Ballooning* bietet Ihnen die Möglichkeit, Fitness und Wellness miteinander zu kombinieren. Sportler vergessen oft den Aspekt der Entspannung. Nutzen Sie den DIDI-Balloon, um wieder zu mehr Leichtigkeit und Verspieltheit im Umgang mit dem Thema Fitness zu finden.
- Das beschriebene Programm ist sehr umfangreich. Falls Sie einmal wenig Zeit haben, können Sie problemlos einige Übungen streichen!

Gute Haltung, starker Rücken

Haltungsfehler und Rückenschmerzen gehören bei uns zu den häufigsten Volksleiden. Die einseitige Haltung am Arbeitsplatz und Bewegungsmangel sind die Hauptursachen. *Ballooning* kann hier schnell Abhilfe schaffen: Die folgenden Übungen sind Balsam für alle, die Probleme mit Ischias, Bandscheiben u. Ä. haben. Fast alle Übungen zielen auf die Entwicklung der Tiefenmuskulatur ab und verbessern somit automatisch auch die Haltung. Muskeln, die durch das viele Sitzen verkümmern (vor allem die Rückenmuskeln), werden wieder aktiviert. Das durch *Ballooning* verbesserte Körperbewusstsein schützt Sie außerdem auch »von innen« vor Fehlhaltungen.

Führen Sie die Übungen in folgender Reihenfolge durch:

- **Body-Forming:** Übung 2, 7, 8, 10, 11 und 16
- **Body-Balancing:** Übung 1, 2 und 4
- **Body-Relaxation:** Übung 5, 6, 3 und 1

Beachten Sie

- Eine gute Haltung und durchtrainierte Muskeln sind der beste Schutz vor Rückenschmerzen. Deshalb ist es wichtig, dass Sie regelmäßig üben.
- Wenn Sie unter akuten Rückenproblemen (Hexenschuss oder akute Entzündungen des Ischiasnervs) leiden, sollten Sie nicht üben – hier hilft nur Ruhe. Die Body-Relaxation-Übungen 1 und 7 können Sie jedoch trotzdem durchführen.

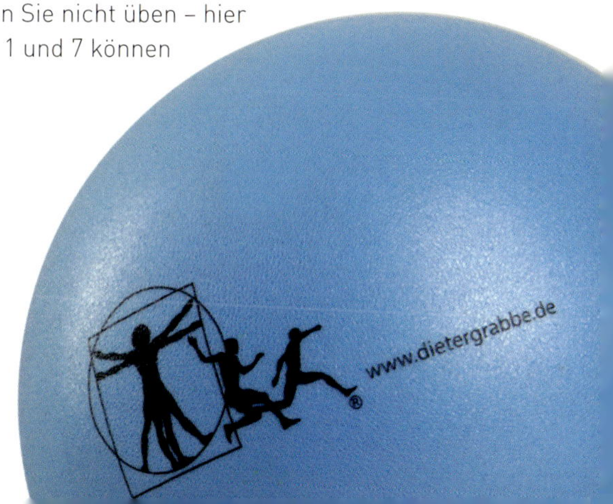

Relax! Das Anti-Stress-Programm

Stress gilt mittlerweile als Gesundheitskiller Nummer eins. Das Tempo unserer heutigen Zeit ist im wahrsten Sinne des Wortes »Atem beraubend«. Ob Stress im Job, in der Freizeit oder in der Familie, unsere Gesundheit und unser Wohlbefinden leiden dabei in jedem Fall. *Ballooning* ist nicht nur Fitnesstraining, sondern auch eine effektive Wellness-Methode. Durch die Übungen kommt es zu einer tiefen Entspannung der Muskulatur. Die sanften Bewegungen und die Konzentration auf den eigenen Körper beim Training helfen Ihnen, immer wieder zu sich selbst zu finden und frei durchzuatmen. Dies wirkt sich auch positiv auf Ihre Ausstrahlung aus. Das folgende Programm hilft, Stress in wenigen Minuten abzubauen.

Führen Sie die Übungen in folgender Reihenfolge durch:

- **Body-Forming:** Übung 1, 7 und 10
- **Body-Balancing:** Übung 1 und 6
- **Body-Relaxation:** Übung 6, 5 und 1

Beachten Sie

- Führen Sie die Übungen ganz bewusst, langsam und in Ruhe aus. Legen Sie besonderen Wert auf das Loslassen, Abschalten und Entspannen.
- Nutzen Sie den Atem, um noch tiefer zu entspannen. Betonen Sie dazu das Ausatmen, indem Sie durch die Nase ein und sanft durch den Mund ausatmen. Optimal ist es, wenn das Ausatmen doppelt so lange dauert wie das Einatmen.
- Sie können auch Suggestionsformeln in Ihr *Ballooning*-Programm einbauen. Sprechen Sie mehrmals innerlich beruhigende Sätze, z. B. »Mein Körper ist gaaanz schwer«, »Beine, Rücken, Arme, Schultern und Gesicht sind vollkommen entspannt« oder »Mit jedem Ausatmen lasse ich körperliche und seelische Spannungen vollkommen los ...«. Durch die Kraft der Worte können Sie Ihr Unterbewusstsein so auf eine tiefe Entspannung programmieren.

Bei Nacken- und Schulterproblemen

Obwohl Nacken- und Schulterschmerzen meist in die Kategorie »Rückenprobleme« fallen, biete ich ein eigenes Programm dafür an. Erstens ist es ein Unterschied, ob jemand Kreuzschmerzen oder steife Schultern hat, und zweitens treten Nacken- und Schulterprobleme besonders häufig auf. Die meisten Menschen verbringen viel Zeit vor dem Computer, dem Fernseher, am Schreibtisch oder im Auto, und all das belastet Schultern und Nacken sehr einseitig. Kein Grund, die Schultern hängen zu lassen! *Ballooning*-Übungen können schnell für Ausgleich sorgen, da sie einerseits die verkümmerte Muskulatur wieder aufbauen und andererseits sehr lockernd wirken.

Führen Sie die Übungen in folgender Reihenfolge durch:

- **Body-Forming:** Übung 2, 8, 7, 13 und 6
- **Body-Balancing:** Übung 2, 4 und 1
- **Body-Relaxation:** Übung 1, 3 und 5

Beachten Sie

- Unterbrechen Sie Sitzmarathons. Zwei oder drei *Ballooning*-Übungen zwischendurch können schnell Blockaden lösen.
- Rückenprobleme haben oft seelische Ursachen. Dies gilt besonders für Schultern und Nacken. Laden Sie sich nicht zu viel Last auf die Schultern. Nutzen Sie den Ballon bewusst, um abzuschalten und loszulassen – nicht nur körperlich, sondern auch seelisch.
- Neben *Ballooning* sollten Sie auch sonst für Bewegung sorgen: Schwimmen, Joggen, Spaziergänge oder Inline-Skaten – all das schützt vor einseitiger Belastung und damit vor Steifheit und Schmerzen.

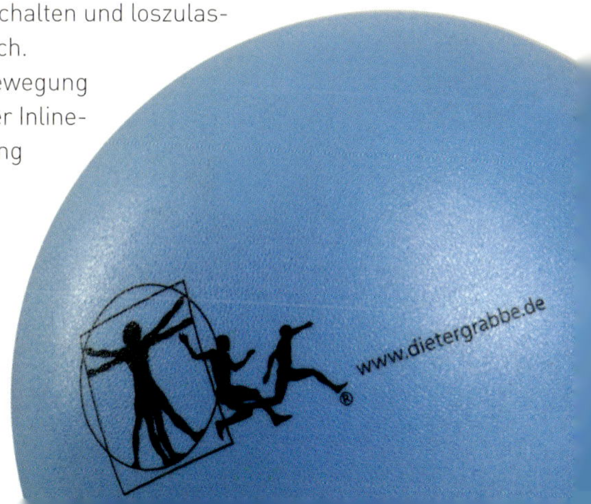

Über den Autor

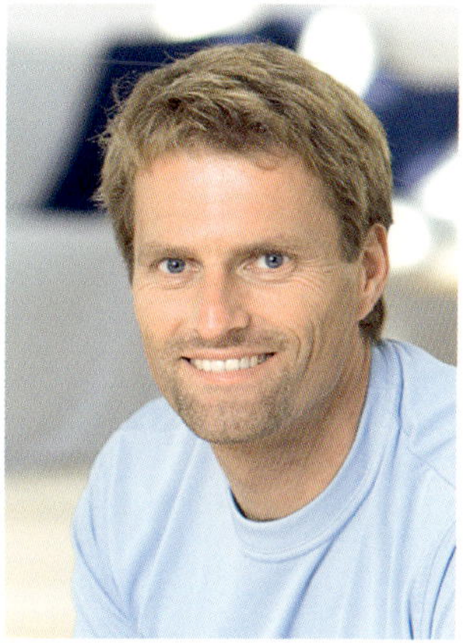

Dieter Grabbe ist Deutschlands führender Fitness- und Gesundheitsexperte sowie Europas erster Wohlfühlexperte. Er ist Direktor des Fitness & Gesundheit Instituts am Chiemsee, anerkannter Gesundheits- und Ernährungsberater und ein erfolgreicher Fachbuchautor. Zu seinen Kunden zählen große Unternehmen wie Nintendo und Thomas Cook/Neckermann sowie Prominente und Profisportler. Sein Talent für innovative Konzepte und sein Gespür dafür, wie man Menschen in Bewegung bringt, finden auch Anklang in den Medien. So war Grabbe bereits als TV-Coach mit eigenen Serien bei Premiere FOCUS GESUNDHEIT, ProSieben, N24 und dem ZDF aktiv. Bewegung ist die Faszination seines Lebens, die er einsetzt, um die Lebensqualität und Leistungsfähigkeit vieler Menschen zu steigern. Dafür entwickelt er neue Konzepte wie *Ballooning* und Gesund & Glücklich sowie weitere Trends, die auf ein und demselben Erfolgsrezept basieren: Sie sind einfach und effektiv!

Weitere Informationen finden Sie unter www.facebook.com/dietergrabbe.

Nintendo

DAS TOP-TEAM IN SACHEN FITNESS

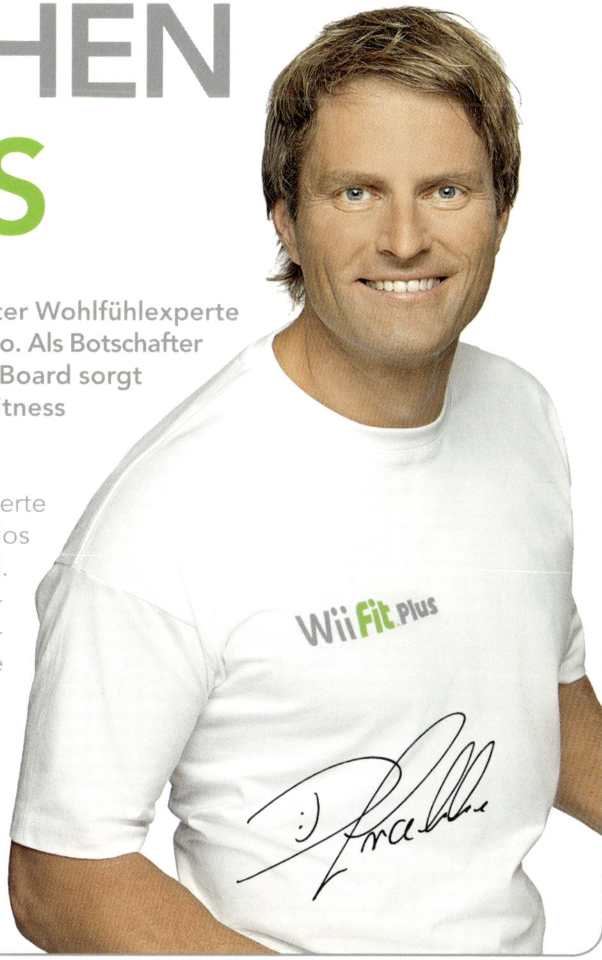

Dieter Grabbe ist Deutschlands erster Wohlfühlexperte und langjähriger Partner von Nintendo. Als Botschafter für Wii Fit Plus und das Wii Balance Board sorgt er für mehr Gesundheit und mehr Fitness in Deutschland.

In seiner Funktion als Wii Fit Plus-Experte unterstützte Dieter Grabbe Nintendos Bewegung für ein fitteres Deutschland. Hier vermittelte er auf seine ganz eigene Art und Weise die vielen Vorteile, die Wii Fit Plus und das Wii Balance Board seinen Nutzern bieten. Von Aerobic über Yoga- und Muskelübungen bis hin zu den Balancespielen – bei Wii Fit Plus steht, genau wie bei Dieter Grabbe auch, stets der Spaß an der Bewegung im Vordergrund.

Ihr Plus mit Wii Fit Plus:

+ **Über 60 Übungen aus verschiedenen Bereichen**
  Aerobic, Muskelübungen, Yoga, Balancespiele
+ **Kalorien zählen**
  Mit einer Prüffunktion die Fortschritte beobachten
+ **Individuelle Trainingspläne erstellen**
  Ihre Zeit nutzen oder nach Prioritäten trainieren
+ **Gemeinsam spielen**
  Mit bis zu acht Spielern in der Gruppe Spaß haben

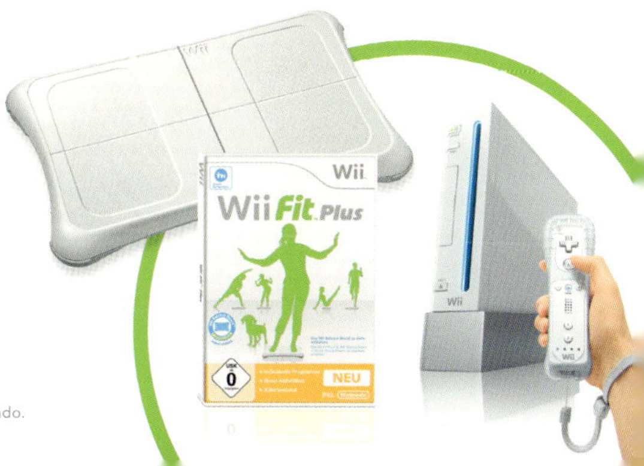

Original Dieter Grabbe-Trainingsgeräte

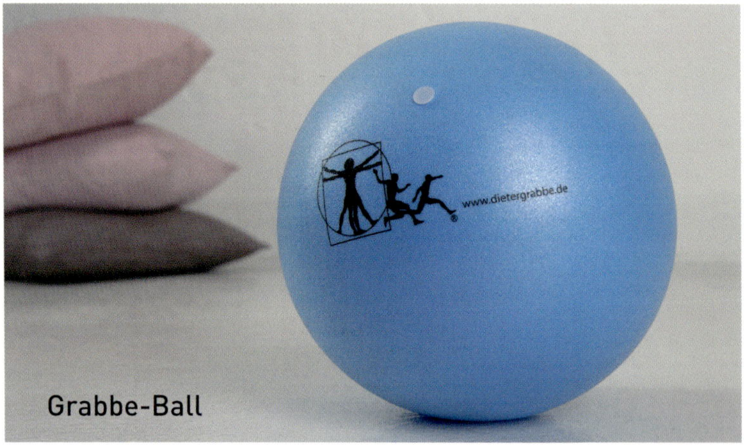

Grabbe-Ball

Der original Grabbe-Ball ist ein speziell für Ihre Fitness-Übungen entwickeltes Trainingsgerät und kostet nur 15,00 € (zzgl. Versandkosten).

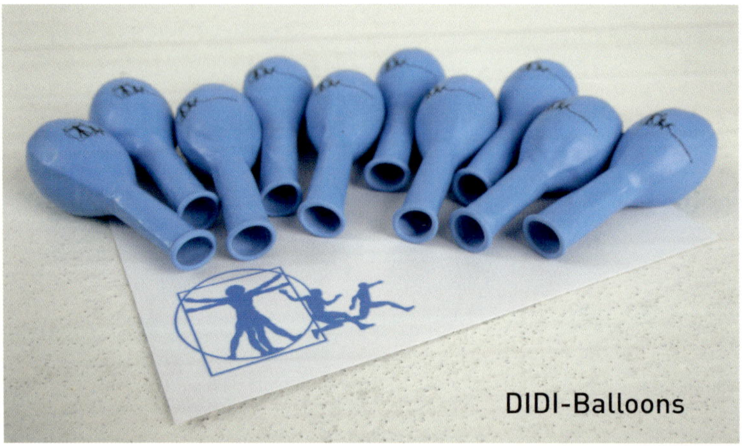

DIDI-Balloons

5 original DIDI-Balloons kosten im Set 3,50 € (zzgl. Versandkosten).

Hier können Sie bestellen:

AUREA FITNESS c/o audio media verlag GmbH
Implerstraße 11 • 81371 München
E-Mail: redaktion@audiomedia.de

Die *Ballooning*-DVD mit Dieter Grabbe

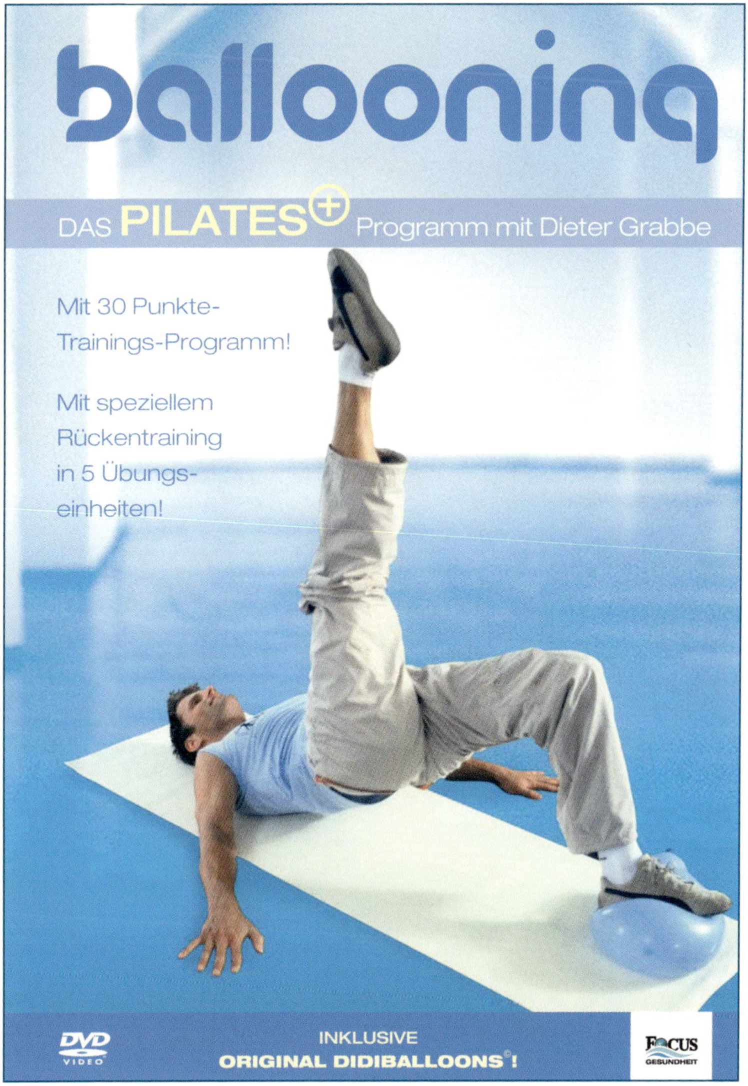

- 74 individuelle Trainingsprogramme (30 x 30 Minuten + 30 x 8 Minuten)
- 14 spezielle Konzepte (jeweils 8-15 Minuten)

Insgesamt über 1100 Minuten Laufzeit